基层医师口袋书系列

中国慢性疾病防治基层医生诊疗手册
心血管病学分册
2022 年版

Handbook of Prevention and Treatment of Non-Communicable Disease
—Cardiovascular

中 国 老 年 学 和 老 年 医 学 学 会
中国老年学和老年医学学会心血管病分会　编著

系列丛书主编　　胡大一
分 册 主 编　　胡大一
起 草 专 家　　郭艺芳　孙艺红　杨艳敏　丁荣晶

专家组成员　（按姓氏拼音排序）

白　融	陈步星	陈鲁原	党爱民	丁荣晶
方　全	高传玉	郭静宣	郭艺芳	胡大一
华　琦	荆志成	李虹伟	李拥军	李　勇
刘　靖	孟晓萍	聂绍平	沈珠军	孙艺红
王宁夫	许丹焰	杨新春	杨艳敏	张俊蒙
张　萍	张新军	张宇清	赵玉兰	朱　俊

北京大学医学出版社

ZHONGGUO MANXING JIBING FANGZHI JICENG
YISHENG ZHENLIAO SHOUCE XINXUEGUANBINGXUE
FENCE 2022 NIAN BAN

图书在版编目（CIP）数据

中国慢性疾病防治基层医生诊疗手册.心血管病学分册：2022年版／中国老年学和老年医学学会，中国老年学和老年医学学会心血管病分会编著. —北京：北京大学医学出版社，2022.11

ISBN 978-7-5659-2774-4

Ⅰ.①中…　Ⅱ.①中…　②中…　Ⅲ.①慢性病－诊疗－手册②心脏血管疾病－诊疗－手册　Ⅳ.① R4-62 ② R54-62

中国版本图书馆 CIP 数据核字（2022）第 197616 号

中国慢性疾病防治基层医生诊疗手册　心血管病学分册 2022 年版

编　　著：中国老年学和老年医学学会
　　　　　中国老年学和老年医学学会心血管病分会
出版发行：北京大学医学出版社
地　　址：（100191）北京市海淀区学院路 38 号
　　　　　北京大学医学部院内
电　　话：发行部 010-82802230；图书邮购 010-82802495
网　　址：http://www.pumpress.com.cn
E-mail：booksale@bjmu.edu.cn
印　　刷：北京信彩瑞禾印刷厂
经　　销：新华书店
责任编辑：高　瑾　责任校对：靳新强　责任印制：李　啸
开　　本：787 mm×1092 mm　1/32　印张：7.375　字数：174 千字
版　　次：2022 年 11 月第 1 版　2022 年 11 月第 1 次印刷
书　　号：ISBN 978-7-5659-2774-4
定　　价：39.00 元

序

截至 2021 年 11 月底，据国家卫健委统计信息中心公布全国医疗卫生机构数达 104.4 万个，其中基层医疗卫生机构 99.0 万个。中国基层医疗卫生机构在全国医疗卫生机构所占比例为 94.83%。推动基层医疗水平提升势在必行。

《中共中央国务院关于深化医药卫生体制改革的意见》和《医药卫生体制改革近期重点实施方案（2009—2011年）》明确提出要"健全基层医疗卫生服务体系""加强基层医疗卫生人才队伍建设""着力提高基层医疗卫生机构的服务水平和质量"。基层卫生服务人员是基本卫生服务项目的主力军，是影响基本医疗和基本卫生服务的数量、质量和效果的核心要素。基层人才队伍的建设是政府"强基层"的核心内容。

由于补偿机制不完善，我国基层卫生医疗服务机构缺乏稳定的经费投入及增长机制，基本建设还比较薄弱，工作环境和条件相对较差，人员工资水平较低，难以吸引人才，特别是在农村。同时，基层医疗卫生机构自身所能提供的继续医学教育项目少，而要向本单位的卫生技术人员提供全员性的经费支出往往难以承受；参加继续医学教育一定程度上也会使基层医生个人的工资、奖金受到不同程度影响。这些都会降低基层卫生技术人员参与继续医学教育的积极性和学习热情。因此，着力提高基层医务人员的专业技术水平对于改善我国非传染性疾病的防治现状至关重要。

面对中国基层医疗卫生事业发展的巨大需求，由中国老年学和老年医学学会组织相关领域专家，于 2014 年面向基层医院推出"中国慢性疾病防治基层医生诊疗手册"系列口袋书。专家组充分考虑基层医务人员和基层医疗机构的需求，注重临床实用。口袋书内容囊括基层常见病种，八年磨砺，已陆续出版《心血管病学分册》《糖尿病学分册》《神经病学分册（上）——卒中》《神经病学分册（下）——癫痫》《肾脏病学分册》和《药物治疗指导分册》共六本手册，深受广大基层医生的欢迎。

《糖尿病学分册》和《心血管病学分册》于 2020 年和 2021 年前后进行更新再版，再版的更新内容主要源于相关领域的新指南、新技术，《心血管病学分册》在保持原手册总体章节不变的基础上，加以修订，并且将第二章急性冠脉综合征（ACS）的抗血小板治疗扩展到 ACS 及其他血栓栓塞疾病的防治。

保持手册内容的与时俱进、更具指导性，是基层医师口袋书系列坚持的一贯原则，只有不断创新才能历久弥新。我相信，再版更新后的《心血管病学分册》将为基层医院的心血管疾病防治提供有益帮助。

2022 年 11 月

目　录

第三章　心律失常处理 ·············79

第一章

如何防治高血压

近年来，高血压发病率逐渐上升，其主要危害在于导致心、脑、肾等靶器官损害，增加心血管疾病的发病率与死亡风险。高血压可防可控，对于血压正常的人群，只要采取积极合理的预防措施，就可使高血压的发生率下降80%以上；即便已患高血压，只要改善生活方式并配合合理的药物治疗将血压长期控制在目标值以下，便可将靶器官损害的危险性降低至接近正常人水平。积极开展高血压防治工作具有重要意义。目前我国高血压患者的治疗率与血压达标率仍处于较低水平，着力加强高血压的防控对于遏制心血管疾病的流行趋势具有重要意义。大多数高血压患者病情较轻，很少需住院治疗，其诊断、治疗以及疗效监测多在门诊进行，基层医生在高血压防治工作中起着关键作用。

1. 高血压的诊断标准是什么？

在未使用降压药物的情况下，非同日3次测量血压，收缩压 ≥ 140 mmHg（1 mmHg ＝ 0.133 kPa）和（或）舒张压 ≥ 90 mmHg 即可诊断高血压。根据血压升高水平，又进一步将高血压分为1级、2级和3级（表1-1）。若患者收缩压≥140 mmHg且舒张压＜90 mmHg，则称为单纯收缩期高血压。

对此标准需做如下说明：若新发现患者血压升高且血压介于（140～179）/（90～109）mmHg，需安排患者重复测量血压，一般间隔2周左右。如非同日3次血压均≥140/90 mmHg则诊断为高血压。若患者初诊时血压≥180/110 mmHg，应首先进行降压治疗，待血压得到初步控制后再进一步评估。

人体血压是一个不断波动的变量，许多内部或外部因素均可影响血压测量数值，因此高血压的诊断不应仅根据一次血压测量结果确定。对于既往无高血压病史者，需结合非同日3次血压测量数据确定高血压的诊断。若患者存在导致血压升高的暂时性诱因（如剧烈运动、情绪激动、急性感染等），需待相关诱因去除后再重新评估血压。24 h

表 1-1 血压水平的定义与分类

分类*	收缩压（mmHg）		舒张压（mmHg）
正常血压	＜120	和	＜80
正常高值	120～139	和（或）	80～89
高血压	≥140	和（或）	≥90
1级高血压（轻度）	140～159	和（或）	90～99
2级高血压（中度）	160～179	和（或）	100～109
3级高血压（重度）	≥180	和（或）	≥110
单纯收缩期高血压	≥140	和	＜90

* 当收缩压和舒张压分属于不同级别时，以较高的分级为准；1 mmHg ＝ 0.133 kPa

（或更长时段）动态血压监测有助于全面了解血压波动情况，并发现隐匿性高血压与诊室高血压，对于确立或排除高血压的诊断具有重要参照价值。家庭自测血压对于高血压的诊断亦有很大帮助。由于动态血压监测与家庭自测血压的技术方法以及诊断标准尚待统一，因此目前仍以诊室血压测量作为诊断高血压的主要依据。

2. 什么是正常血压与正常高值？

依照《中国高血压防治指南（2018年修订版）》，18岁以上成年人的正常血压为收缩压＜ 120 mmHg，且舒张压＜ 80 mmHg。若收缩压为 120 ～ 139 mmHg 和（或）舒张压 80 ～ 89 mmHg，则称之为正常高值。

正常高值血压也可以理解为高血压前期。因为当血压超过 120/80 mmHg 时，其心血管受损害的危险性已开始增加。如不积极干预，这部分人群未来将会有很大一部分发展成为高血压。因此，血压处于正常高值的人群应被视为早期防治高血压的重点人群。血压处于正常高值水平者一般无须药物治疗，通过积极有效地改善生活方式可使多数高血压前期者免于发展成为高血压患者。

3. 什么是原发性高血压与继发性高血压？

根据血压升高的原因可将高血压分为两类，即原发性高血压与继发性高血压。

原发性高血压又称为高血压病，这些患者一般无明确病因。临床上的高血压患者 90% 以上均属于原发性高血压。目前认为原发性高血压的发病是由遗传因素与环境因素相互作用导致的，是一种终身性疾病，多数患者需终身治疗。

继发性高血压是指有明确致病因素的血压升高，如肾上腺嗜铬细胞瘤、急慢性肾炎、原发性醛固酮增多症、睡眠呼吸暂停综合征、妊娠高血压综合征等。这些患者若去除导致血压升高的因素后其血压可恢复正常。

诊断原发性高血压前，需注意除外继发性高血压。如果高血压患者具备以下特征，可能属于继发性高血压，应到医院进行相关检查，明确诊断：① 30 岁以前就发生高血压，并且父母没有高血压；②原来没有高血压，但近期出现严重血压升高（≥ 180/110 mmHg）；③服用了 3 种甚至更多种药物仍然不能把血压控制在理想水平；④血压波动很大，或者阵发性血压增高；⑤一直坚持服药、血压控制良好，但近期血压严重升高；⑥双侧上臂测出的血压不一样，且差值很大（差值超过 20 mmHg）；⑦医生体检发现颈部或腹部血管有杂音；⑧服用小剂量利尿剂出现低血钾；⑨服用血管紧张素转化酶抑制剂（ACEI）或血管紧张素受体阻滞剂（ARB）后血钾或肌酐明显升高；⑩尿液检查发现大量蛋白尿或红细胞；⑪超声检查发现两侧肾脏大小明显不一样；⑫睡觉时打鼾。

4. 应选择哪一侧上臂测量血压？两侧上臂的血压测量值相同吗？

健康成年人双侧上臂的血压测量值之间可有差异，可能左侧高于右侧，也可能右侧高于左侧，但多数人的两侧上臂血压差值不超过 20 mmHg。

若双侧上臂血压测量值差异过大，需注意筛查血压较低一侧的大动脉有无狭窄性病变。初次就诊的患者应同时测量双侧上臂血压。双侧血压测量值不同时，建议以血压较高一侧的血压读数作为诊断与疗效评估的依据。

5. 如何规范化测量血压?

规范化测量血压在高血压的诊断与疗效监测中至关重要。然而，在临床实践中许多医务人员测量血压的方法并不规范，因而不能准确评估患者病情。测量血压时应注意以下几点：

- 选择符合计量标准的上臂式血压计。
- 使用大小合适的袖带：袖带气囊至少应包裹80%上臂。大多数人的臂围25～35 cm，应选用长35 cm、宽12～13 cm规格气囊的袖带，肥胖者或臂围大者应使用大规格袖带，儿童使用小规格袖带。
- 被测量者至少安静休息5 min，测量前30 min内禁止吸烟或饮咖啡，应排空膀胱。
- 被测量者取坐位，裸露上臂并与心脏处在同一水平，首次就诊时应测量左、右上臂血压，特殊情况下可取卧位或站立位。
- 将袖带紧贴缚在被测量者的上臂，袖带的下缘应在肘弯上2.5 cm。将听诊器头置于肱动脉搏动处。
- 测量时快速充气，使气囊内压力达到桡动脉搏动消失后再升高30 mmHg，然后以恒定的速率（2～6 mmHg/s）缓慢放气。对心率缓慢者，放气速率应更慢些。

- 在放气过程中仔细听取柯氏音，观察柯氏音第Ⅰ时相（第一音）和第Ⅴ时相（消失音）水银柱凸面的垂直高度。收缩压读数取柯氏音第Ⅰ时相，舒张压读数取柯氏音第Ⅴ时相。< 12 岁儿童、妊娠妇女、严重贫血、甲状腺功能亢进、主动脉瓣关闭不全及柯氏音不消失者，读取柯氏音第Ⅳ时相（变音）作为舒张压。
- 为保证测量结果精确，患者首次就诊时或调整治疗方案时应相隔 1 ～ 2 min 重复测量，取两次读数的平均值记录。如果收缩压或舒张压的两次读数相差 5 mmHg 以上，应再次测量，取三次读数的平均值记录。
- 除心房颤动等特殊情况外，推荐优先选用符合计量标准的上臂式电子血压计。

6. 诊室血压测量与家庭自测血压有何优缺点？

血压测量主要在医疗机构由医务人员完成（称为诊室血压测量），但近年研究发现，这种模式有一定局限性。首先，仅在医疗机构测量血压在很大程度上限制了患者测量血压的频率，使得我们难以更为全面细致地了解其血压水平，特别是血压昼夜波动与血压变异性。其次，医院这一特定环境还可能对患者的血压水平产生一过性影响，导致白大衣性高血压（或称诊室高血压），仅依靠诊室血压可能导致部分患者的血压分类错误。再次，又可能使那些在诊室血压正常但在其他环境血压升高（隐匿性高血压）的患者不能得到诊断和治疗。须寻求其他可行的血压监测方式弥补诊室血压测量的这些不足。

近年来，随着我国居民经济状况的不断改善与受教育程度的不断提高，许多高血压患者开始自备血压计并在家庭中自测血压。实践表明，采用家庭自测血压与诊室血压相结合的方式有助于我们更准确全面地评估患者的"真实"血压水平，并更密切监测降压治疗效果，值得进一步推广。但对于有条件在家庭中自测血压的患者及其家属应先进行必要的培训，使其掌握正确的血压测量技术要领，指导其采用正确规范的方法测量血压，保证检测结果的可靠性。应选用符合计量标准的袖带式血压计，不宜使用腕式血压计，以免影响测量结果的准确性。应向患者强调，家庭自测血压的目的在于为医生提供更多信息，患者本人或其家属不应依照自测血压结果自行调整药物治疗方案。高血压患者的所有治疗均应在医生指导下进行，不经医生许可擅自更改治疗方案可能造成严重后果。

7. 动态血压监测有何优点与技术要求？

动态血压监测在高血压的诊断、评估与疗效监测中发挥着越来越重要的作用。《中国高血压防治指南》对于规范化应用动态血压监测技术提出如下要求：

使用经英国高血压协会（BHS）、医疗器械促进会（AAMI）和（或）欧盟高血压协会（ESH）方案验证的动态血压监测仪。

测压间隔时间可选择 15 min、20 min 或 30 min，通常夜间测压间隔时间可适当延长至 30 ~ 60 min，血压实测数应达到应测次数的 80% 以上，最好每小时有至少 1 个血压读数。

目前动态血压监测的常用指标是 24 h、日间和夜间的平均收缩压与舒张压水平，夜间血压下降百分率以及清晨时段血压的升高幅度。

动态血压监测也可用于评估降压疗效。主要观察 24 h、日间和夜间的平均收缩压与舒张压是否达到治疗目标，即 24 h 血压 < 130/80 mmHg，日间血压 < 135/85 mmHg，且夜间血压 < 120/70 mmHg。

动态血压监测可诊断白大衣性高血压，发现隐匿性高血压，查找难治性高血压的原因，评估血压升高程度、短时变异和昼夜节律等。

诊室血压、家庭自测血压与动态血压用于高血压、白大衣性高血压和隐匿性高血压时的诊断阈值如表 1-2 所示。

表 1-2　诊室血压、家庭自测血压与动态血压用于不同血压状况时的诊断阈值

血压状况	诊室血压（mmHg）	家庭自测血压（mmHg）	动态血压（mmHg）
正常血压	< 140/90	< 135/85	< 130/80（24 h）或 < 135/85（白昼）
高血压	≥ 140/90	≥ 135/85	≥ 130/80（24 h）或 ≥ 135/85（白昼）
白大衣性高血压	≥ 140/90	< 135/85	< 130/80（24 h）或 < 135/85（白昼）
隐匿性高血压	< 140/90	≥ 135/85	≥ 130/80（24 h）或 ≥ 135/85（白昼）

注：1 mmHg ＝ 0.133 kPa

8. 高血压可根治吗?

临床上 90% 以上的高血压患者属于原发性高血压,难以确定明确病因,目前尚无根治方法,多数患者需终身治疗。近年来经常见到一些广告,称某些药物或器械"可根治高血压,使患者免于终身服药之苦"等,这类说法没有科学依据,是不负责任的虚假宣传。

9. 高血压患者的血压应降到什么水平?

按照现行的《中国高血压防治指南》,高血压患者应在 4 ～ 12 周内将血压控制在 140/90 mmHg 以下;合并糖尿病、肾病及既往有心肌梗死或卒中病史的患者,若能耐受,可将血压控制在 130/80 mmHg 以下;年龄 ≥ 65 岁的老年高血压患者可将收缩压降至 150 mmHg 以下,如能耐受可进一步降低至 140 mmHg 以下。

10. 如何进行生活方式干预?

积极改善生活方式适合于每位高血压患者,应被视为控制高血压的基石。有效改善生活方式可能使血压下降 10 ～ 20 mmHg,可使部分轻度血压增高患者免于服用降压药物。对于血压显著升高、必须服药治疗的患者,改善生活方式则有助于增进降压药物的疗效、减少所需药物的剂量与种类。具体措施见表 1-3。

表 1-3　高血压非药物治疗措施及效果
（摘自 2010 年《中国高血压防治指南》）

内容	目标	措施	收缩压下降范围
减少钠盐摄入	每人每日食盐量逐步降至 6 g	日常生活中食盐主要来源为腌制、卤制、泡制的食品以及烹饪用盐，应尽量少用上述食品。烹调时尽可能用量具（如盐勺）称量所用用的食盐。用替代产品，如代用盐、食醋等	2～8 mmHg
规律运动	强度：中等量，每周 3～5 次，每次持续 30 min 左右，每周不少于 150 min	运动形式可根据自己的爱好灵活选择，步行、快走、慢跑、游泳等均可。应注意量力而行，循序渐进，运动的强度可通过心率反映，可参考脉率为没有严重心血管疾病的患者	4～9 mmHg
合理膳食	营养均衡	食用油，包括植物油（素油）每人＜25 g/d。少吃或不吃肥肉和动物内脏。其他动物性食品也不应超过 50～100 g/d。多吃蔬菜，每日 400～500 g；水果 100 g。每人每周可吃蛋类 5 个，适量豆制品或鱼类，奶类每日 250 g	8～14 mmHg
控制体重	体重指数（BMI）＜24 kg/m²；腰围：男性＜90 cm；女性＜85 cm	减少食物总摄入量。增加足够的活动量。肥胖者若药物治疗效果不理想，可考虑辅助使用减肥药物	5～20 mmHg/减重 10 kg

续表

内容	目标	措施	收缩压下降范围
戒烟	彻底戒烟；避免被动吸烟	宣传吸烟危害与戒烟的益处。 为有意向戒烟者提供戒烟帮助。一般推荐采用突然戒烟法，在戒烟日完全戒烟。 戒烟咨询与戒烟药物结合。 公共场所禁烟，避免被动吸烟	—
限制饮酒	每天白酒 < 50 g，葡萄酒 < 100 ml，啤酒 < 250 ml	宣传过量饮酒的危害；过量饮酒易致高血压和血压波动。 不提倡高血压患者饮酒，如饮酒要限量。 酗酒者逐渐减量，酒瘾严重者，可借助药物	2 ~ 4 mmHg

11. 常用降压药物有哪些种类?

目前常用的降压药物主要有以下 5 类,即利尿剂、血管紧张素转化酶抑制剂(ACEI)、血管紧张素受体阻滞剂(ARB)、钙通道阻滞剂(CCB)以及 β 受体阻滞剂(BB)。由于 α 受体阻滞剂(如哌唑嗪、特拉唑嗪等)不良反应较多,并且靶器官保护作用较差,所以不再用作首选降压药物,但在某些患者(如难治性高血压、妊娠高血压、前列腺增生症者)仍可考虑使用。常用降压药物的剂量与不良反应见表 1-4 和表 1-5。

表 1-4　临床常用降压药物(摘自 2018 年《中国高血压防治指南》)

口服降压药物	每天剂量(mg)(起始剂量至足量)	每天服药次数	主要不良反应
二氢吡啶类 CCB			踝部水肿,头痛,面部潮红
硝苯地平	10 ～ 30	2 ～ 3	
硝苯地平缓释片	10 ～ 80	2	
硝苯地平控释片	30 ～ 60	1	
氨氯地平	2.5 ～ 10	1	
左旋氨氯地平	2.5 ～ 5	1	
非洛地平	2.5 ～ 10	2	
非洛地平缓释片	2.5 ～ 10	1	
拉西地平	4 ～ 8	1	
尼卡地平	40 ～ 80	2	
尼群地平	20 ～ 60	2 ～ 3	
贝尼地平	4 ～ 8	1	
乐卡地平	10 ～ 20	1	

续表

口服降压药物	每天剂量（mg）（起始剂量至足量）	每天服药次数	主要不良反应
马尼地平	5 ～ 20	1	
西尼地平	5 ～ 10	1	
巴尼地平	10 ～ 15	1	
非二氢吡啶类 CCB			房室传导阻滞，心功能抑制
维拉帕米	80 ～ 480	2 ～ 3	
维拉帕米缓释片	120 ～ 480	1 ～ 2	
地尔硫䓬胶囊	90 ～ 360	1 ～ 2	
噻嗪类利尿剂			血钾降低，血钠降低，血尿酸升高
氢氯噻嗪	6.25 ～ 25	1	
氯噻酮	12.5 ～ 25	1	
吲达帕胺	0.625 ～ 2.5	1	
吲达帕胺缓释片	1.5	1	
袢利尿剂			血钾降低
呋塞米	20 ～ 80	1 ～ 2	
托拉塞米	5 ～ 10	1	
保钾利尿剂			血钾增高
阿米洛利	5 ～ 10	1 ～ 2	
氨苯蝶啶	25 ～ 100	1 ～ 2	
醛固酮受体拮抗剂			
螺内酯	20 ～ 60	1 ～ 3	血钾增高，男性乳房发育
依普利酮	50 ～ 100	1 ～ 2	血钾增高
β 受体阻滞剂			支气管痉挛，心功能抑制

续表

口服降压药物	每天剂量（mg）（起始剂量至足量）	每天服药次数	主要不良反应
比索洛尔	2.5 ～ 10	1	
美托洛尔平片	50 ～ 100	2	
美托洛尔缓释片	47.5 ～ 190	1	
阿替洛尔	12.5 ～ 50	1 ～ 2	
普萘洛尔	20 ～ 90	2 ～ 3	
倍他洛尔	5 ～ 20	1	
α、β 受体阻滞剂			直立（体位）性低血压，支气管痉挛
拉贝洛尔	200 ～ 600	2	
卡维地洛	12.5 ～ 50	2	
阿罗洛尔	10 ～ 20	1 ～ 2	
ACEI			咳嗽，血钾升高，血管神经性水肿
卡托普利	25 ～ 300	2 ～ 3	
依那普利	2.5 ～ 40	2	
贝那普利	5 ～ 40	1 ～ 2	
赖诺普利	2.5 ～ 40	1	
雷米普利	1.25 ～ 20	1	
福辛普利	10 ～ 40	1	
西拉普利	1.25 ～ 5	1	
培哚普利	4 ～ 8	1	
咪达普利	2.5 ～ 10	1	
ARB			血钾升高，血管性神经水肿（罕见）
氯沙坦	25 ～ 100	1	

续表

口服降压药物	每天剂量（mg）（起始剂量至足量）	每天服药次数	主要不良反应
缬沙坦	80 ~ 160	1	
厄贝沙坦	150 ~ 300	1	
替米沙坦	20 ~ 80	1	
坎地沙坦	4 ~ 32	1	
奥美沙坦	20 ~ 40	1	
阿利沙坦酯	240	1	
α 受体阻滞剂			直立（体位）性低血压
多沙唑嗪	1 ~ 16	1	
哌唑嗪	1 ~ 10	2 ~ 3	
特拉唑嗪	1 ~ 20	1 ~ 2	
中枢作用药物			
利血平	0.05 ~ 0.25	1	鼻充血，抑郁，心动过缓，消化性溃疡
可乐定	0.1 ~ 0.8	2 ~ 3	低血压，口干，嗜睡
可乐定贴片	0.25	1/ 周	皮肤过敏
甲基多巴	250 ~ 1000	2 ~ 3	肝功能损害，免疫失调
直接血管扩张药			
米诺地尔	5 ~ 100	1	多毛症
肼屈嗪	25 ~ 100	2	狼疮综合征
肾素抑制剂			
阿利吉仑	150 ~ 300	1	腹泻，高血钾

表 1-5　临床常用的固定剂量复方制剂
（摘自 2018 年《中国高血压防治指南》）

主要组分与每片剂量	每天服药片数	每天服药次数	主要不良反应
氯沙坦钾/氢氯噻嗪			
氯沙坦钾 50 mg/氢氯噻嗪 12.5 mg	1	1	偶见血管神经性水肿，血钾异常
氯沙坦钾 100 mg/氢氯噻嗪 12.5 mg	1	1	
氯沙坦钾 100 mg/氢氯噻嗪 25 mg	1	1	
缬沙坦/氢氯噻嗪			
缬沙坦 80 mg/氢氯噻嗪 12.5 mg	1~2	1	偶见血管神经性水肿，血钾异常
厄贝沙坦/氢氯噻嗪			
厄贝沙坦 150 mg/氢氯噻嗪 12.5 mg	1	1	偶见血管神经性水肿，血钾异常
替米沙坦/氢氯噻嗪			
替米沙坦 40 mg/氢氯噻嗪 12.5 mg	1	1	偶见血管神经性水肿，血钾异常
替米沙坦 80 mg/氢氯噻嗪 12.5 mg	1	1	
奥美沙坦/氢氯噻嗪			
奥美沙坦 20 mg/氢氯噻嗪 12.5 mg	1	1	偶见血管神经性水肿，血钾异常

续表

主要组分与每片剂量	每天服药片数	每天服药次数	主要不良反应
卡托普利/氢氯噻嗪			
卡托普利 10 mg/氢氯噻嗪 6 mg	1～2	1～2	咳嗽，偶见血管神经性水肿，血钾异常
赖诺普利/氢氯噻嗪片			
赖诺普利 10 mg/氢氯噻嗪 12.5 mg	1	1	咳嗽，偶见血管神经性水肿，血钾异常
复方依那普利片			
依那普利 5 mg/氢氯噻嗪 12.5 mg	1	1	咳嗽，偶见血管神经性水肿，血钾异常
贝那普利/氢氯噻嗪			
贝那普利 10 mg/氢氯噻嗪 12.5 mg	1	1	咳嗽，偶见血管神经性水肿，血钾异常
培哚普利/吲达帕胺			
培哚普利 4 mg/吲达帕胺 1.25 mg	1	1	咳嗽，偶见血管神经性水肿，血钾异常
培哚普利/氨氯地平			
精氨酸培哚普利 10 mg/苯磺酸氨氯地平 5 mg	1	1	头晕，头痛，咳嗽
氨氯地平/缬沙坦			
氨氯地平 5 mg/缬沙坦 80 mg	1	1	头痛，踝部水肿，偶见血管神经性水肿

主要组分与每片剂量	每天服药片数	每天服药次数	主要不良反应
氨氯地平/替米沙坦			
氨氯地平 5 mg/替米沙坦 80 mg	1	1	头痛，踝部水肿，偶见血管神经性水肿
氨氯地平/贝那普利			
氨氯地平 5 mg/贝那普利 10 mg	1	1	头痛，踝部水肿，偶见血管神经性水肿
氨氯地平 2.5 mg/贝那普利 10 mg	1	1	头痛，踝部水肿，偶见血管神经性水肿
复方阿米洛利			
阿米洛利 2.5 mg/氢氯噻嗪 25 mg	1	1	血钾异常，尿酸升高
尼群地平/阿替洛尔			
尼群地平 10 mg/阿替洛尔 20 mg	1	1～2	头痛，踝部水肿，支气管痉挛，心动过缓
尼群地平 5 mg/阿替洛尔 10 mg	1～2	1～2	
复方利血平片			
利血平 0.032 mg/氢氯噻嗪 3.1 mg/双肼屈嗪 4.2 mg/异丙嗪 2.1 mg	1～3	2～3	消化性溃疡；困倦

续表

主要组分与每片剂量	每天服药片数	每天服药次数	主要不良反应
复方利血平氨苯蝶啶片			
利血平 0.1 mg/ 氨苯蝶啶 12.5 mg/ 氢氯噻嗪 12.5 mg/ 双肼屈嗪 12.5 mg	1 ~ 2	1	消化性溃疡，头痛
珍菊降压片			
可乐定 0.03 mg/ 氢氯噻嗪 5 mg	1 ~ 3	2 ~ 3	低血压，血钾异常
依那普利 / 叶酸片			
依那普利 10 mg/ 叶酸 0.8 mg	1 ~ 2	1 ~ 2	咳嗽，恶心，偶见血管神经性水肿，头痛，踝部水肿，肌肉疼痛
氨氯地平 / 阿托伐他汀			
氨氯地平 5 mg/ 阿托伐他汀 10 mg	1	1	转氨酶升高
坎地沙坦酯 / 氢氯噻嗪			
坎地沙坦酯 16 mg/ 氢氯噻嗪 12.5 mg	1	1	上呼吸道感染，背痛，血钾异常

注：降压药使用方法详见国家药品监督管理局批准的有关药物的说明书

12. 选择降压药物需考虑哪些因素？

　　选择降压药物时不仅要考虑患者血压升高程度，还要考虑并存的疾病（即优先选择适应证）。例如患者并存心绞痛时可首选 BB 与 CCB，并存心力衰竭时可首选利尿剂、ACEI/ARB、BB 等。各类常用降压药物的优先选择适应证如表 1-6。

表 1-6　各类常用降压药物的优先选择适应证（摘自 2018 年《中国高血压防治指南》）

适应证	CCB	ACEI	ARB	利尿剂	β 受体阻滞剂
左心室肥厚	＋	＋	＋	±	±
稳定性冠心病	＋	＋ [a]	＋ [a]	－	＋
心肌梗死后	－ [b]	＋	＋	＋ [c]	＋
心力衰竭	－ [e]	＋	＋	＋	＋
心房颤动预防		＋	＋		
脑血管病	＋	＋	＋	＋	±
颈动脉内中膜增厚	＋	±	±		
蛋白尿 / 微量白蛋白尿		＋	＋		
肾功能不全	±	＋	＋	＋ [d]	
老年	＋	＋	＋	＋	
糖尿病	±	＋	＋	±	
血脂异常	±	＋	＋		

注：CCB：二氢吡啶类钙通道阻滞剂；ACEI：血管紧张素转化酶抑制剂；ARB：血管紧张素受体阻滞剂；＋：适用；－：证据不足或不适用；±：可能适用；[a] 冠心病二级预防；[b] 对伴心肌梗死病史者可用长效 CCB 控制高血压；[c] 螺内酯；[d] eGFR < 30 ml/min 时应选用袢利尿剂；[e] 氨氯地平和非洛地平可用

13. 什么情况下需联合应用降压药物?

若患者血压增高幅度较小（< 160/100 mmHg），起始治疗可选用一种降压药物。

若治疗 2 ～ 4 周后血压控制不满意，可考虑联合用药。

如果患者血压就诊时明显升高（超过目标值 20/10 mmHg 以上），初始治疗即应选择 2 种降压药或选用固定剂量复方制剂，这是因为在一般情况下单药治疗的最大降压幅度约为 20/10 mmHg，此时用一种药物很难使血压达标。

临床研究证实，单种药物治疗只能使不足 1/3 的患者血压达标，大多数患者需联合应用降压药物。选择单药或联合用药的基本流程如图 1-1 所示。

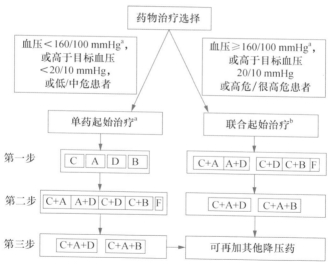

A：ACEI 或 ARB；B：β受体阻滞剂；C：二氢吡啶类 CCB；D：噻嗪类利尿剂；F：固定剂量复方制剂。[a]对血压 ≥140/90 mmHg 的高血压患者，也可起始小剂量联合治疗；[b]包括剂量递增到足剂量

图 1-1　单药或联合用药降压治疗流程图（摘自 2018 年《中国高血压防治指南》）

14. 联合应用降压药物需遵循什么原则?

联合用药的基本原则是作用机制互补、降压作用相加、不良反应抵消。启动联合治疗的时机如前文所述。确定联合治疗方案时,应考虑患者的基线血压水平、并存的其他心血管危险因素以及靶器官损害情况。

我国高血压防治指南推荐以下 6 种联合用药方案作为首选:ACEI 与利尿剂,ARB 与利尿剂,ACEI 与二氢吡啶类 CCB,ARB 与二氢吡啶类 CCB,二氢吡啶类 CCB 与利尿剂,二氢吡啶类 CCB 与 BB。

一般不宜联合使用的组合包括:ACEI 与 ARB,ACEI 与 BB,ARB 与 BB,非二氢吡啶类 CCB 与 BB,中枢降压药物与 BB。这些组合方式或不能起到降压效果相加的作用或容易发生严重不良反应,故应避免。

部分患者经过两种药物联合治疗后血压仍不能达标,可考虑 3 种药物联合,此时 ACEI/ARB、二氢吡啶类 CCB 和利尿剂三者的组合方式适合大多数患者。若仍不能满意控制血压,可根据患者具体情况在上述三药联合的基础上加用 α 受体阻滞剂或 BB。

近年来,新型固定剂量复方制剂的临床应用日益广泛。此类制剂降压效果与靶器官保护作用肯定,不良反应少。由于应用固定剂量复方制剂可以简化治疗方案,有助于提高患者治疗的依从性,因此需联合用药的患者可优先考虑选用。

15. 长效降压药物有什么优点?

近年来陆续上市多种长效降压药物。这些新型药物作用时间长，每日一次用药可保证全天的降压作用，不仅有助于减少服药次数、简化治疗方案而使患者更易长期坚持服药治疗，还有助于避免短效药物所致的血压波动，从而更好地保护心、脑、肾等靶器官。这些药物被称为高质量降压药物，备受推崇。

16. 什么叫难治性高血压？

难治性高血压是指高血压患者在接受至少 3 种降压药物（其中包括一种利尿剂）、足量治疗不少于 4 周后，血压仍高于目标值或需至少 4 种药物才可控制其血压。高血压患者中 20% ～ 30% 为难治性高血压患者。

临床上继发性高血压往往难以通过服用降压药物满意控制，对于难治性高血压患者应重新全面评估，了解血压测量数值是否准确，并进一步除外继发性高血压。在老年人中继发性高血压较常见，更应充分关注。

一些药物，如非甾体抗炎药、糖皮质激素、拟交感神经药物、口服避孕药、红细胞生成素、对乙酰氨基酚以及部分中药（如甘草等）均有升高血压的作用，其中非甾体抗炎药升压作用最为明显。由于老年人常常并存因退行性骨关节病所致的腰腿关节疼痛，非甾体抗炎药的应用普遍，因此当老年人服用降压药物疗效不佳时，应详细询问其是否正在服用可能升高血压的药物。

在除外继发性高血压与药物所致的高血压后，应根据患者情况重新评估治疗方案。例如，患者是否遵医嘱坚持服药治疗？联合应用降压药物时每种药物的剂量是否足够大？治疗方案中是否包括利尿剂？

对于难治性高血压患者利尿剂常有较好疗效，如能耐受，部分患者可适度增加利尿剂的剂量（如氢氯噻嗪 25 ～ 50 mg/d 或螺内酯 20 ～ 40 mg/d）。

患者是否坚持进行有效的生活方式干预？如前所述，减轻体重与限制食盐摄入量是降低血压的有效措施。如果患者不能有效改善生活方式，可能在一定程度上降低降压药物的疗效。

经过上述处理后若患者血压仍不能满意控制，应建议患者去上级医院或高血压专科医院进一步诊治。

17. 什么是微量白蛋白尿（MAU）？

白蛋白是循环血液中正常存在的蛋白质。由于肾小球滤过膜的滤过作用和肾小管的重吸收作用，生理状态下尿液中仅有极微量的白蛋白排出（< 30 mg/24 h）。某些病理条件下，经肾排泌的白蛋白可增加，若 24 h 尿液中白蛋白排泌量在 30 ～ 300 mg（20 ～ 200 µg/min），称之为 MAU。若 24 h 尿蛋白含量超过 300 mg，称为蛋白尿，提示肾已经出现明显损伤。临床上 MAU 的检测可采用随机尿标本（最好是晨尿）检测尿蛋白/肌酐比值，此方法简便易行，结果可靠。

MAU 是诊断早期或轻微肾损害的敏感指标。在发生明显靶器官损害之前，许多高血压患者已出现尿白蛋白排泌量轻度增加，因此 MAU 被视为高血压患者亚临床型肾功能损害的重要标志。越来越多的证据显示，MAU 的存在与高血压患者发生心血管事件的危险性密切相关。监测 MAU 不仅有助于发现早期肾损害，还可为高血压患者的心血管危险分层与制订个体化干预策略提供依据，以降低严重靶器官损害的危险性，改善患者心血管系统预后。

对于新诊断的高血压患者应将尿蛋白检测作为常规评估项目之一。开始应用降压药物治疗后第 1 年内，建议每 6 个月复查一次。血压达标且降压治疗方案相对固定后可每年复查一次。降压治疗过程中若 MAU 持续加重，应重新评估降压治疗方案，包括血压控制情况以及所选降压药物是否合理，并视情况做出适当调整。

18. 发现 MAU 后应如何治疗？

为了最为有效地减少 MAU 的发生并降低血压，ARB 或 ACEI 应为一线药物。

单药治疗效果欠佳时，可与其他抗高血压药物（主要是低剂量噻嗪类利尿剂或 CCB）联合应用，以发挥更显著的降压疗效与肾保护作用。

高血压合并糖尿病时，应用 ARB 或 ACEI 治疗具有更显著的优势。

《中国高血压防治指南》推荐，高血压患者如出现肾功能损害的早期表现，如 MAU 或肌酐水平轻度升高，应积极控制血压。若患者能耐受，可将血压降至 < 130/80 mmHg，必要时可联合应用 2 ～ 3 种降压药物，其中应包括 ACEI 或 ARB。

19. 哪些高血压患者需转上级医院诊治？

以下患者病情较复杂或危重，应考虑转诊：
（1）难治性高血压。
（2）疑诊继发性高血压，此类患者往往需特殊检查或治疗措施，应转诊。

（3）高血压合并严重靶器官损害。若高血压患者合并心、脑、肾、外周血管等严重疾患（如不稳定型心绞痛、心肌梗死、心力衰竭、脑梗死或脑出血、肾衰竭、动脉闭塞性脉管炎等），患者的危险程度将会显著增加，治疗的难度更大，应转至上级医院进一步治疗。

（4）高血压急症和亚急症。高血压急症是指血压严重升高（一般＞180/120 mmHg）并伴发进行性靶器官损害的表现，如高血压脑病、颅内出血、急性心肌梗死、急性左心衰竭、不稳定型心绞痛、主动脉夹层等；高血压亚急症是指血压严重升高但不伴靶器官损害。

一旦考虑患者为高血压急症或亚急症，应立即紧急处理并尽快转诊。紧急处理措施主要包括静脉应用降压药物（如硝普钠、硝酸甘油、乌拉地尔等），使患者血压尽快降低，但每小时血压下降不超过25%，并在以后的2～6 h 将血压降至约160/（100～110）mmHg。

急性缺血性卒中患者不宜紧急降低血压，应迅速转诊。很多医生常为患者舌下含服硝苯地平（心痛定）治疗高血压急症和亚急症，这是危险的做法，可因血压迅速而显著降低而导致心绞痛、心肌梗死或卒中，不应采用这种给药方法。

20. 老年高血压有何特点?

老年高血压常以收缩压增高为主要表现，舒张压不高甚至偏低，即单纯收缩期高血压。因此在降压治疗时应强调收缩压达标，同时避免舒张压过度降低。

老年高血压患者的血压应降至150/90 mmHg 以

下，如能耐受可降至 140/90 mmHg 以下。若患者表现为单纯收缩期高血压，当舒张压 < 60 mmHg 时，如收缩压 < 150 mmHg，可暂不用降压药物治疗；如收缩压 150 ~ 179 mmHg，可谨慎使用小剂量降压药；如收缩压 ≥ 180 mmHg，则用小剂量降压药。降压药可用小剂量利尿剂、CCB、ACEI 或 ARB 等，合并前列腺增生者也可选用 α 受体阻滞剂。用药中密切观察病情变化。

此外，老年高血压患者还具有血压波动大、易发生直立性低血压与餐后低血压、诊室高血压等特点，诊断与治疗时应予注意。应用降压药物治疗时应从较低剂量开始用药，根据血压水平逐渐缓慢增加药物剂量。在临床实践中，对于高龄老年人的降压治疗应该遵循个体化的原则，根据患者具体情况采取相应的血压管理策略。

21. 妊娠期高血压疾病如何治疗?

妊娠期高血压疾病主要包括两种类型，即妊娠期高血压（包括子痫前期、子痫）与妊娠合并慢性高血压（包括慢性高血压并发子痫前期）。这里的高血压是指两次测量收缩压 ≥ 140 mmHg 和（或）舒张压 ≥ 90 mmHg，且至少相隔 6 h。妊娠合并慢性高血压是指妊娠 20 周前（包括未妊娠时）所发生的高血压。这两种类型的高血压处理原则基本相同。血压轻度升高的孕妇（血压 < 150/100 mmHg）可密切观察，暂不用降压药物。只有当收缩压 ≥ 150 mmHg 和（或）舒张压 ≥ 100 mmHg，或出现靶器官损害时方考虑使用药物治疗。此类患者的降压药物选择参照表 1-7。

表 1-7　妊娠期高血压疾病降压药物的选择（摘自 2018 年《中国高血压防治指南》）

药物名称	降压机制	常用剂量	安全级别[b]	注意事项
甲基多巴	降低脑干交感神经张力	200 ～ 500 mg，每日 2 ～ 4 次	B	抑郁、过度镇静、低血压
拉贝洛尔	α、β 受体阻滞剂	50 ～ 200 mg，12 h 一次，最大 600 mg/d	C	胎儿心动过缓、皮肤瘙痒
硝苯地平	抑制动脉平滑肌细胞钙内流	5 ～ 20 mg 每 8 h 一次 或缓释制剂 10 ～ 20 mg 每 12 h 一次 或控释制剂 30 ～ 60 mg 每日一次	C	低血压
氢氯噻嗪[a]	利尿、利钠	6.25 ～ 12.5 mg/d	B	大剂量影响胎盘血流

注：[a] 在胎盘循环降低的患者（先兆子痫或胎儿发育迟缓），应避免应用利尿剂；[b] 妊娠安全级别：A：在有对照组的早期妊娠妇女中未显示对胎儿有危险，可能对胎儿的伤害极小；B：在动物生殖试验中并未显示对胎儿的危险，但无孕妇的对照组，或对动物生殖试验显示有副作用，但在早孕妇女的对照组中并不能肯定其副作用；C：在动物研究中证实对胎儿有副作用，但在孕妇中无对照组或在孕妇和动物研究中无可以利用的资料，仅在权衡对胎儿利大于弊时给予 C 级药物治疗

22. 高血压合并其他疾病时如何降压？

当高血压患者同时存在糖尿病或慢性肾病时，应更积极控制血压。此类患者的血压目标值为 < 130/80 mmHg。对于高龄、一般健康状况较差、存在明显靶器官损害的患者，其目标值可放宽至 < 140/90 mmHg。

在药物选择方面，首选 ARB 或 ACEI，必要时联合 CCB 或噻嗪类利尿剂。病情稳定的卒中患者的血压控制

目标为< 140/90 mmHg，降压药物可选择利尿剂、CCB、ACEI/ARB 单用或联合应用。

但高龄患者、双侧颈动脉或颅内动脉严重狭窄患者、严重直立性低血压患者应谨慎进行降压治疗。此时降压药应从小剂量开始，密切观察血压水平与不良反应，根据患者耐受性调整降压药及其剂量。如出现头晕等明显不良反应，应减少药物剂量或停用降压药。尽可能将血压控制在安全范围（160/100 mmHg 以内）。急性卒中患者的降压治疗策略较复杂，建议转上级医院。

23. 如何对高血压患者开展健康教育?

高血压是一种可防可控的疾病。对于未患高血压的人群，只要加强健康教育，自觉采取健康的生活方式，可显著降低高血压的发病率。在一般人群中，应加强宣教，告知高血压的危害性以及不健康生活习惯对高血压发病的影响。健康教育的形式可多种多样，如诊室咨询、集中培训、发放宣传册、专家讲座、各种媒体的健康知识推广等。只有居民充分认识高血压的危害性，掌握预防高血压发病的正确方法，才能更有效开展高血压的"上游防治"，改善预防现状。

在无高血压的人群中，健康教育的重点人群主要包括以下几类:

- 有高血压家族史者，即父母单方或双方为高血压患者;
- 肥胖、酗酒、食盐摄入量较高者;
- 血压处于正常高值者;
- 轻微运动或情绪波动时血压短暂增高者，未来发生高血压的危险性显著高于普通人群。

对于已患高血压者，健康教育同样重要。

首先，应告知患者高血压的危害性以及长期坚持降压治疗的重要性。如前文所述，高血压的主要危害在于导致心、脑、肾等重要脏器的结构与功能损害，显著增高致死、致残率。如不长期坚持降压治疗，则不能有效预防这些严重后果。如患者充分认识到这一点，则有助于提高患者接受治疗的依从性，使其更好地遵医嘱服药。

其次，根据每一位高血压患者的具体情况为其制订出改善生活方式的具体措施，如控制体重、增加运动、减少食盐摄入等。

24. 血压波动大，也许是焦虑所致

焦虑症或焦虑情绪所引起的高血压并不少见。这样的患者在工作生活中并未遇到很特殊的事件，但常常出现莫名其妙的焦虑不安，并导致血压迅速升高。临床上一些患者出现显著甚至剧烈的血压波动，但患者不愿意将内心的真实感受告诉医生，医生就会给其安排很多辅助检查项目，去查找导致血压升高的原因。因此，内科医生需要掌握"双心医学"的基本知识，注意识别与焦虑相关的血压波动。这样的患者应该首选应用抗焦虑药物治疗，而不是直接应用降压药。

25. 气候会显著影响血压吗？

我们每一个人的血压都在不断波动，高血压患者更是如此。影响血压水平的因素很多，季节变换就是最常见的原因之一。一般来讲，在冬季人体皮肤血管会因环境温度

较低而收缩，从而导致血压升高；在温暖的季节，特别是夏季恰恰相反，由于周围环境的温度较高，皮肤血管会明显扩张，致使血压降低。此外，夏季我们出汗往往较多，血管内的血液容量会有所减少，也可以引起血压下降。对于健康人而言，血压在不同季节出现波动是一种正常的现象，是机体与外部环境互动的一个过程，对健康无不良影响。但是对于高血压患者，因季节变换所导致的血压波动幅度可能会较大，这将显著增加控制血压的难度。对于这些患者，可以对降压治疗方案进行微调，避免血压过度升高或降低。

26. 单片固定剂量复方制剂应成为优先选用的降压药

近年来，国内外相关指南均大力推荐单片固定剂量复方制剂。此类剂型符合降压作用相加、不良反应抵消的原则，有助于以最小的不良反应代价获取最佳的降压疗效以及靶器官保护作用。与此同时，单片固定剂量复方制剂简化了治疗方案（更少的服药次数与片数），可以明显提高高血压患者的治疗依从性，这对于需要长期治疗的高血压患者至关重要。对于血压超过目标值 20/10 mmHg 的高血压患者，应该优先选用单片固定剂量复方制剂作为初始治疗。对于轻度高血压患者也可选用此类药物，以便使患者血压更早达标。

27. 血压偶尔升高需要用降压药物治疗吗？

每个人的血压每时每刻都在波动，这个波动受到血压的内在变化规律、外界环境因素以及测量血压时的测量误差三个方面的影响。兴奋、恐惧和运动时血压升高，当兴奋紧张的情绪消失或者停止运动后血压又迅速下降；睡眠时血压会降低，而醒来时下降的血压又会立即回升；环境温度下降则血压升高，环境温度升高则血压又降低。此外，血压还可受吸烟、饮酒、饮咖啡等因素影响而引起一时性变化。人体血压之所以不断波动，是为了更好地适应机体内部与外部环境的变化。所以说血压在一定范围内波动是正常现象。正因如此，如果连续测量血压，很多人的血压都会偶有超过 140/90 mmHg 的情况，所以这是一种正常现象。然而，如果一天之内很多次血压测量结果高于正常，那就不正常了。如果每天的血压多次测量均在正常范围，只是偶有一两次运动后、情绪激动时增高，这是正常情况，不要紧，也不需要治疗。如果多次测量都高，那么就应该考虑高血压并予以恰当治疗。如果平时都正常，偶尔一天增高，不要着急，过几天再次测量，若仍然高就应该进行治疗。

28. 偶尔漏服一次降压药，需要补上吗？

应视具体情况而定。如果患者用的是每日一次的长效降压药物，早晨忘了吃，可以中午吃，也可以晚上吃；第二天照常吃即可。如果昨天忘了吃药，今天不要补了，不要一天吃两天的药物。如果吃的是每日三次的短效药物，早晨忘了吃药，不要在中午把早晨和中午的降压药一起吃，只吃中午的药物即可。一次吃两顿的短效药物容易导致血压过低，具有一定潜在风险。高血压是一种慢性病，必须长期吃药控制，不坚持用药、不规律用药，很容易造成血压大幅度波动，这对心、脑、血管具有很大的不利影响。条件允许时，建议高血压患者优先选用每日一次的长效降压药，这样可以使治疗方案更简单，便于长期坚持，漏服的机会更少。如果需要用两三种甚至更多种药物控制血压，应该优先选用单片固定剂量复方制剂，对于长期平稳控制血压很有益处。

29. 哪些降压药物不宜联合应用?

第一，同类药物一般不应合用：如 CCB 不要与 CCB 合用。原来应用硝苯地平，不要联合应用氨氯地平或者尼群地平，而应该选用 ACEI 或者 ARB。原来应用缬沙坦，不要合用氯沙坦、厄贝沙坦或者替米沙坦，而应该联用 CCB 或者利尿剂（氢氯噻嗪或吲达帕胺）。第二，ACEI 不应与 ARB 联合使用。这两类药作用机制相似，两者合用不会明显增加降压作用，但有显著增加副作用的风险。第三，ACEI 或 ARB 不宜与 β 受体阻滞剂联合应用：这些药物之间也有相近的作用通路，虽然联合使用不会明显增加副作用，但是降压效果不佳。应用一种药物不能满意控制血压时，加上第二种药物也不会明显改善降压效果。第四，β 受体阻滞剂不宜与地尔硫草和维拉帕米合用，可能导致严重心动过缓甚至心力衰竭。

30. 为什么说隐匿性高血压危害更大?

隐匿性高血压是指诊室血压 < 140/90 mmHg，但家庭自测血压 ≥ 135/85 mmHg。诊室血压正常的人群中，约 14% ~ 30% 存在隐匿性高血压。因此应建议高血压患

者以及发生高血压危险性高的人群自己购买一个符合标准的电子血压计，养成自己在家测量血压的习惯，这样能够及时发现隐匿性高血压，并且方便监测降压治疗效果。很多研究发现，隐匿性高血压的危害比一般高血压还大，为什么呢？问题就出在"隐匿"这两个字。一般的高血压得到诊断后，多数都会接受恰当治疗；而隐匿性高血压难以被发现，很多人明明血压高却不知道，也就不能得到治疗，所以更容易对心、脑、肾产生不良影响。

31. 为什么夜间血压更需要关注？

　　人体的血压不是固定不变的，而是一直在波动。健康人的血压波动特征是白天高于晚上，晚上的血压一般比白天的血压降低 10% ~ 20%。很多高血压患者、特别是老年患者的血压波动特征常常发生改变，呈现出晚上血压高于白天的血压水平，这种情况需要重视。有研究发现，与血压波动特征正常的人相比，夜间血压高于白天的高血压患者，发生心肌梗死、心力衰竭等心脏事件的风险增高48%。这一结果再次提示我们要更多关注夜间血压。很多人只是在白天测血压，很少甚至从不测量晚上的血压，这是不对的，这样很容易漏诊夜间高血压。对于明确夜间高血压的患者，需要通过调整用药时间或者增加药物剂量或品种来控制夜间血压。

32. 血压计应该定期校准

　　无论电子血压计还是水银柱血压计，都应该定期校准（至少每年要校准一次），否则可能导致血压测量数据不准确，错误指导用药。公立医疗机构都有强制性校准要求，按照相关规定执行即可。对于家庭自备血压计，不同地区提供血压计校验服务的机构不尽相同。一般来讲，各地都会有"计量研究院""计量研究所""标准计量院"之类的机构，建议大家到这些部门去咨询，了解是否能够提供血压计校准服务。很多官方的计量机构可以免费为市民进行校准。有些血压计因为水银挥发或者溢出，需要补充水银，检测部门可能会收取一定费用。此外，一些血压计销售点也会提供校准服务。

33. 紧急降压，不宜舌下含服心痛定！

舌下含服硝苯地平（俗称"心痛定"）是很多医生甚至患者经常采用的一种用药方法：该药起效迅速，舌下含服后可在数分钟后发挥降压作用。然而，这种用药方法可能对患者产生不利影响甚至导致严重后果，其机制包括：①重度高血压患者在短时间内血压迅速而显著降低，可导致重要生命器官的血液灌注压明显下降、血流量明显减少；②含服硝苯地平后可导致全身血流重新分布，外周血管血流量增加而心脏与脑血管血流量相对减少。近30余年来，国内外已有很多报道提示舌下含服硝苯地平可以导致急性卒中、急性心肌梗死甚至猝死，因此1985年美国食品药品监督管理局认为高血压患者不应舌下含服硝苯地平。美国高血压预防、检测、评估与治疗全国联合委员会第6次报告也明确指出舌下含服硝苯地平是"不可接受的"。《中国高血压防治指南（2009年基层版）》也指出，高血压急症患者慎用或不用舌下含服硝苯地平。

34. 血压控制不理想的常见原因有哪些?

　　遇到血压控制不理想的患者,应该首先排查以下情况:①吃盐太多(包括咸菜、酱菜、酱油、味精、咸鸭蛋等腌制食品)。吃菜太咸会明显升高血压。把每天的食盐摄入量控制在 6 克以内可以使血压下降 2 ~ 8 mmHg。所以患高血压的人一定要少吃盐,否则药物降压效果会打折扣。②肥胖,也是引起高血压的重要因素。明显肥胖的人,减轻体重可以使血压降低 5 ~ 20 mmHg。要想好好控制血压,不减重是不行的! 一些体型肥胖的轻中度高血压患者,体重明显减轻后,血压完全可以恢复正常,甚至可以很多年不用吃降压药;也有一些严重高血压患者,原来需要两三种药才能控制血压,减轻体重后只用一种药就可以把血压控制得很好。③缺乏运动。规律性运动不仅有助于减轻体重,还可以降低血压。养成每天户外运动的习惯,可以使血压降低 4 ~ 9 mmHg。④未控制饮食。饮食摄入量太多,特别是吃肥肉、动物内脏、细粮、油太多,会导致热量过剩并升高血压。合理膳食、多吃蔬菜水果可使血压降低 8 ~ 14 mmHg。⑤未控制饮酒。经常大量饮酒可以升高血压,戒酒后血压可以下降 2 ~ 4 mmHg。一边吃降压药、一边大碗喝酒显然是不妥的。⑥作息时间不规律、睡眠不足、精神紧张。不纠正这些因素,会使血压难以控制。⑦降压治疗方案不合理。降压治疗方案的确定应遵循前文所阐述的原则。绝对不能听信虚假广告吃那些不靠谱的保健品或药品。⑧未坚持规律性服药。若存在上述情况应该及时纠正,这样有助于用最少的药物获取更佳的治疗效果。

第二章

急性冠脉综合征（ACS）及其他血栓栓塞疾病的防治

第一节　急性冠脉综合征的抗栓治疗

一、抗血小板治疗

1. ACS 包括哪些临床类型？

ACS 是一组由急性心肌缺血引起的临床综合征，包括急性心肌梗死和不稳定型心绞痛，其中急性心肌梗死又分为 ST 段抬高型心肌梗死（STEMI）和非 ST 段抬高型心肌梗死（NSTEMI）。

尽管临床表现，如胸痛特点、心电图变化和心肌损伤标志物等不同，但这些疾病具有的共同病理生理基础是冠状动脉粥样硬化斑块不稳定，继而破裂导致血栓形成。抗栓治疗也是 ACS 治疗中最重要的策略之一（图 2-1）。

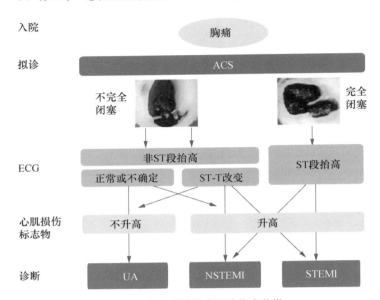

图 2-1 急性冠脉综合征的临床分类

注：ACS ＝急性冠脉综合征；UA ＝不稳定型心绞痛；NSTEMI ＝非 ST 段抬高型心肌梗死；STEMI ＝ ST 段抬高型心肌梗死

2. 阿司匹林的抗血小板作用机制是什么？

阿司匹林不可逆性抑制血小板环氧化酶 -1，阻止血栓烷 A2 的形成，达到抑制血小板活化和聚集的作用。但阿司匹林对其他激动剂（如胶原、二磷酸腺苷）所引起的血小板聚集没有影响。

3. P2Y12 受体拮抗剂的作用机制有哪些以及不同 P2Y12 受体拮抗剂的比较

P2Y12 受体是二磷酸腺苷（ADP）诱导血小板聚集

的受体，P2Y12 受体拮抗剂抑制活化血小板释放 ADP 所诱导的血小板聚集。

临床常用的主要包括两大类，噻吩吡啶类主要包括氯吡格雷和普拉格雷，均为前体药，在体内转化为活性药物后与 P2Y12 受体不可逆地结合。噻氯匹定因骨髓毒性已基本被氯吡格雷取代。替格瑞洛是一类新型 P2Y12 受体拮抗剂，直接、可逆性地与 P2Y12 受体结合。

第二代噻吩吡啶类药物氯吡格雷为前体药，口服后需在肝经过两步转化成为活性产物发挥抗血小板作用，主要经肝细胞色素氧化酶代谢，经肠道吸收后大部分（高达85%）被水解成无活性的代谢产物，剩余的前体药物（约15%）经过两步氧化（多种细胞色素 P-450 同工酶，主要是 CYP2C19）过程产生活性巯基代谢物，不可逆地阻断 P2Y12 受体上的 ADP 结合位点。消除半衰期为 8 h。抗血小板作用不受肝肾功能影响。

替格瑞洛为环戊基五氮杂茚，非噻吩吡啶类 P2Y12 受体拮抗剂，能够可逆地结合 P2Y12 受体。它是一种直接作用药物，不需通过肝代谢发挥作用。替格瑞洛的抗血小板作用大约有 30% 来自一种活性代谢物 AR-C124910XX，它与母体化合物有类似的药理学性质。替格瑞洛与受体结合是可逆的且半衰期为 6 ～ 12 h，需每天给药两次，地尔硫革可升高其血浆浓度并导致清除延缓。有证据显示替格瑞洛抗血小板功效虽有加强，但出血风险亦随之升高，同时伴有其他不良反应，如呼吸困难、室性心律失常等。

坎格雷洛是静脉应用的腺苷三磷酸（ATP）类似物，以剂量依赖性方式直接和可逆地抑制 ADP 与 P2Y12 受体结合，用药后可立即产生血小板抑制作用。坎格雷洛可被迅速灭活且血浆半衰期非常短（3 ～ 6 min）。因此，停药后患者的血小板功能可迅速恢复（约 60 min）。

根据 2017 年发表的《P2Y12 受体拮抗剂转换国际专家共识》，不同的 P2Y12 受体拮抗剂药理学特性总结如表 2-1。

表 2-1　不同 P2Y12 受体拮抗剂的药理学特性

	氯吡格雷	普拉格雷	替格瑞洛	坎格雷洛
结合的稳定性	不可逆	不可逆	可逆	可逆
前体药物	是	是	否	否
母体药物的半衰期	约 6 h	< 5 min	6 ～ 12 h	3 ～ 6 min
活性代谢物的半衰期	30 min	分布半衰期 30 ～ 60 min 消除半衰期 2 ～ 15 h	8 ～ 12 h	NA
结合位点	ADP- 结合位点	ADP- 结合位点	变构结合位点	待定
服药频率	口服，每日 1 次	口服，每日 1 次	口服，每日 2 次	静脉输液
起效时间	2 ～ 8 h	30 min 至 4 h	30 min 至 4 h	约 2 min
失效时间	5 ～ 10 天	7 ～ 10 天	3 ～ 5 天	60 min
CYP 药物相互作用	CYP2C19	无	CYP3A	无
临床适应证	ACS（侵入性或非侵入性干预），PCI，PAD，SCAD，缺血性卒中	ACS-PCI	ACS（侵入性或非侵入性干预）或有心肌梗死病史	PCI

注：ACS ＝急性冠脉综合征；PCI ＝经皮冠状动脉介入治疗；PAD ＝周围血管疾病；SCAD ＝稳定性冠状动脉疾病

4. GP Ⅱb/Ⅲa 受体拮抗剂（GPI）的作用机制是什么？

血小板 GP Ⅱb/Ⅲa 是一种膜结合蛋白，由 α 和 β 两个亚单位组成，也是纤维蛋白原受体。在激活剂作用下，血小板活化并导致 GP Ⅱb/Ⅲa 受体的空间构象发生变化，以便于纤维蛋白原等结合，从而诱发血小板聚集。GPI 结合到 GP Ⅱb/Ⅲa 受体上，使其不能与黏附蛋白结合，从而抑制血小板聚集。这是血小板聚集的最后共同通路。

5. 为什么 ACS 患者需联合抗血小板治疗？

血小板的活化和聚集受不同因素和通路调控，一个通路被阻断后，仍可通过其他通路活化血小板，联合应用不同机制的抗血小板药物具有协同的抗栓作用。阿司匹林主要抑制血小板血栓烷 A2（TXA2）的合成，从而抑制 TXA2 再激动血小板上的受体。P2Y12 受体拮抗剂则与血小板的另一个激动剂 ADP 竞争性结合血小板膜上的 P2Y12 受体，从而抑制 ADP 激活血小板的作用。活化后的血小板聚集需通过 GP Ⅱb/Ⅲa 受体，这个途径是血小板与血小板黏附的通路。GPI 结合到 GP Ⅱb/Ⅲa 受体上，抑制血小板聚集。可见，上述 3 种抗血小板药物的抗血小板机制不同，联合应用可达到更强的抗血小板作用。

6. 对非 ST 段抬高型 ACS（NSTE-ACS）非介入治疗患者如何进行抗血小板治疗？

除非有禁忌证，尽快给予阿司匹林 150 ～ 300 mg 嚼服，随后长期治疗，每天 75 ～ 100 mg；不能耐受阿司匹林者，可考虑用 P2Y12 受体拮抗剂替代。

除非有禁忌证，在阿司匹林基础上联合 P2Y12 受体拮抗剂。包括：氯吡格雷负荷剂量 300 mg，此后 75 mg/d；对中高危患者推荐替格瑞洛 180 mg，此后 90 mg，每日 2 次。

双联抗血小板治疗至少 12 个月，如果出血风险极高，可酌情考虑缩短 P2Y12 受体拮抗剂的疗程。

7. 对 NSTE-ACS 介入治疗患者如何进行抗血小板治疗？

除非有禁忌证，初诊时阿司匹林 300 mg 嚼服，随后长期治疗，每日 75 ～ 100 mg。不能耐受阿司匹林者，可考虑用 P2Y12 受体拮抗剂替代，但不可联合使用两种 P2Y12 受体拮抗剂。

除非有禁忌证，在阿司匹林基础上尽早联合 P2Y12 受体拮抗剂，可选择以下任一方案：

氯吡格雷：负荷剂量 600 mg，如已经给予 300 mg 负荷量，术前再给 300 mg。极高危患者且出血危险低可考虑负荷剂量后短期高剂量（150 mg/d）维持 7 天。长期维持剂量为 75 mg/d。

替格瑞洛：负荷剂量 180 mg，此后 90 mg，每日 2

次。通常建议双联抗血小板治疗至少 1 年，除非有致命性出血危险。

　　已给予双联抗血小板治疗的高危经皮冠状动脉介入治疗（PCI）患者（肌钙蛋白阳性、造影可见血栓、持续缺血），如出血风险低，可给予 GPⅡb/Ⅲa 受体拮抗剂；如术前未给予负荷剂量 P2Y12 受体拮抗剂，可给予 GPⅡb/Ⅲa 受体拮抗剂。低危患者如已给予双联抗血小板治疗，不建议给予 GPⅡb/Ⅲa 受体拮抗剂（图 2-2）。

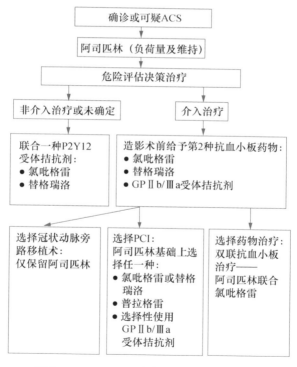

图 2-2　NSTE-ACS 患者的抗血小板治疗流程

8. 对 ST 段抬高型心肌梗死单纯溶栓患者如何进行抗血小板治疗？

溶栓患者立即嚼服阿司匹林负荷剂量（300 mg），此后长期服用维持量，每日 75 ～ 100 mg。

同时立即给予氯吡格雷，75 岁以下患者给予负荷剂量 300 mg，75 岁以上患者不给予负荷剂量，此后 75 mg 每日一次。氯吡格雷使用时间至少 1 个月，最长 1 年。

9. 对 ST 段抬高型心肌梗死行经皮冠状动脉介入治疗（PCI）急性期患者如何进行抗血小板治疗？

术前给予负荷剂量阿司匹林 300 mg，术后应长期使用维持剂量阿司匹林，每日 75 ～ 100 mg。

尽早给予负荷剂量的 P2Y12 受体拮抗剂，可选择以下任一方案：

氯吡格雷 600 mg；或替格瑞洛 180 mg。

术后治疗（置入金属裸支架或药物洗脱支架）1 年：氯吡格雷每日 75 mg；替格瑞洛 90 mg，每日 2 次。对置入药物洗脱支架患者，P2Y12 受体拮抗剂治疗可维持 1 年以上。

对直接 PCI 术中使用普通肝素抗凝的患者，可给予 GP Ⅱb/Ⅲa 受体拮抗剂，如替罗非班，尤其对术前没有给予负荷剂量 P2Y12 受体拮抗剂者更建议使用。通常为静脉给药，也可冠状动脉内给药。静脉给药剂量：起始推注剂量 10 ～ 25 μg/kg（3 min 以内），维持滴注速率 0.075 ～ 0.150 μg/（kg·min），通常维持 36 h，也可适当延长。对肾功能不全患者需调整剂量，肌酐清除率 ＜ 30 ml/min 的患者剂量减半。冠状动脉内给药通常在造影后置入支架前，在导丝通过病变后或球囊扩张前，通过指引导管或造影导管给药，剂量 10 ～ 25 μg/kg，推注，此后静脉滴注 0.075 ～ 0.150 μg/（kg·min），维持 36 h 或适当延长。

10. 对 ST 段抬高型心肌梗死溶栓后行 PCI 患者如何进行抗血小板治疗？

如患者之前已服用氯吡格雷负荷剂量 300 mg，术前维持常规剂量 75 mg。

如患者之前未服用氯吡格雷负荷剂量 300 mg，溶栓后 24 h 内行 PCI 者，术前服用负荷剂量 300 mg。

术后长期服用最低有效剂量阿司匹林 75 ～ 100 mg（不推荐较高维持剂量）及一种 P2Y12 受体拮抗剂，如氯吡格雷 75 mg。

11. ACS 患者的双抗方案如何调整？

2017 年发表的《P2Y12 受体拮抗剂转换国际专家共识》将口服 P2Y12 受体拮抗剂之间转换分为急性期/早期（图 2-3A）和晚期/极晚期两种情况（图 2-3B）。

急性期（事件发生后 ＜ 24 h）/早期（事件发生后 ≤ 30 天），大多数情况下转换用药需要给予负荷剂量（LD），但因出血或出血顾虑而降级治疗的患者除外，这

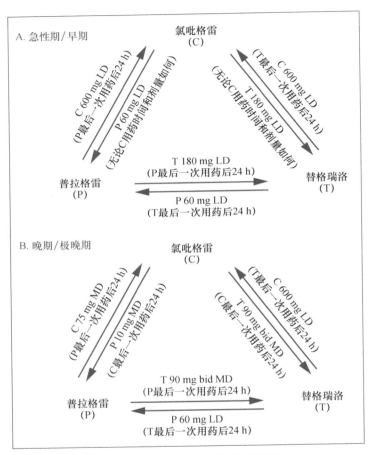

图 2-3 口服 P2Y12 受体拮抗剂转换
LD，负荷剂量；MD，维持剂量

种情况下考虑给予氯吡格雷（C）维持剂量（MD）。转换
时机应为给定药物最后一次用药后 24 h，除氯吡格雷升级
到普拉格雷（P）或替格瑞洛（T）的转换，此时无论原
氯吡格雷的用药时间和剂量如何均可给予普拉格雷或替格

瑞洛的负荷剂量。

晚期（事件发生后＞30天）/极晚期（事件发生后＞1年），转换用药需在给定药物最后一次用药后24 h，除替格瑞洛转换为氯吡格雷或普拉格雷（给予负荷剂量）外的转换，其他情况均予维持剂量。但服用替格瑞洛、因出血或担心出血而降级治疗的患者，应给予氯吡格雷的维持剂量。

出血或出血顾虑而降级治疗的患者，予氯吡格雷75 mg维持剂量。

12. 如何选择 P2Y12 受体拮抗剂？

氯吡格雷是 ACS 治疗领域研究证据最充分的 P2Y12 受体拮抗剂。普拉格雷和替格瑞洛与氯吡格雷直接比较的两项研究结果提示，新型 P2Y12 受体拮抗剂组临床事件发生率降低，但是出血危险不同程度增加。

双联抗血小板治疗增加颅内出血的风险，替格瑞洛研究入选的患者中伴卒中病史者极少，因此在这个亚组人群中替格瑞洛的安全性不明确。

对溶栓治疗患者，仅推荐阿司匹林联合氯吡格雷。

13. GP Ⅱ b/ Ⅲ a 受体拮抗剂在 ACS 治疗中如何使用？

对于 STEMI 患者，如无使用 GP Ⅱ b/ Ⅲ a 受体拮抗剂的禁忌证，下列情况应使用 GP Ⅱ b/ Ⅲ a 受体拮抗剂：患者血栓负荷重、造影出现血流慢、无复流等情况时；患者出现呕吐或处于无法进食的状态，双联抗血小板药物服用时间距直接 PCI 时间间隔较短或存在氯吡格雷抵抗等情况时；高危 STEMI 患者在转运行直接 PCI 前。

以下情况也建议使用 GP Ⅱ b/Ⅲ a 受体拮抗剂：NSTE-ACS 患者，具有高危因素且未预先接受足够抗血小板药物治疗而行介入治疗时；非高危介入治疗患者，推荐冠状动脉造影后选择性应用；缺血高危患者介入治疗时在接受双联抗血小板药物治疗基础上；接受肝素/低分子量肝素抗凝治疗 NSTE-ACS 患者，合并高血栓风险时；保守治疗者，双联抗血小板药物及抗凝治疗后仍有高血栓风险时可在冠状动脉造影明确冠状动脉病变情况后应用。

14. ACS 治疗中其他抗血小板药物的地位如何？

双嘧达莫、选择性磷酸二酯酶Ⅲ抑制剂西洛他唑、血栓烷合成抑制剂及血栓烷 A2 受体拮抗剂用于 ACS 患者的研究证据不充分。一些观察性研究显示，在阿司匹林和氯吡格雷基础上联合西洛他唑可能减少支架内血栓的风险。目前，还有一些新抗血小板药物如凝血酶受体拮抗剂（Vorapaxar）和坎格瑞洛正在临床评价中。

15. 如何评估 NSTE-ACS 患者的危险？

应对所有非 ST 段抬高型 ACS 患者进行危险分层，确定早期介入治疗还是保守治疗。同时还应进行出血危险的评分。

对所有可疑和确诊 ACS 的患者，应进行短期和长期的危险评估，主要包括病史、心绞痛症状、体格检查、心电图、心肌损伤标志物等。

10 min 内行心电图检查，必要时连续监测，最初可 15～30 min 复查一次，观察有无动态演变。如果 12 导联心电图正常，可用 18 导联心电图排查有无回旋支闭塞导致的 V_7～V_9 导联的变化。

对所有患者必须检测肌钙蛋白。如果使用超敏肌钙蛋白检测，若首次结果阴性，则 3 h 后复查；若 2 次检测值差异＞1 正常值上限（ULN），可诊断 ACS；如果使用常规肌钙蛋白检测，若首次结果阴性，则 3 h 后复查；可每 6～8 h 复查或持续监测直至正常，评估心肌坏死面积和动态演变过程。如患者就诊时间早（6 h 内），应同时考虑检测肌红蛋白。不建议测定谷草转氨酶、谷丙转氨酶、乳酸脱氢酶和磷酸肌酸激酶等指标。

B 型利钠肽或 N 末端 B 型利钠肽原（NT-proBNP）有助于评估整体风险。建议使用危险评分模型，如 TIMI 评分（见本章附录 1）、GRACE 危险评分（见本章附录 2）或 CRUSADE 出血评分（见本章附录 3）。

16. 如何评估 ACS 患者的出血风险?

高出血风险因素包括：高龄、女性、肾功能不全、慢性心力衰竭、血小板减少或抗血小板药物高反应性、贫血、低体重指数、合用口服抗凝药（oral anticoagulants, OAC）等。

临床已有较多评分系统或标准用于区分患者的缺血或出血风险，如 GRACE 危险评分、CRUSADE 出血评分、PARIS 评分、OPT-CAD 评分、ARC-HBR 标准等，但上述评分或标准在指导 DAPT 疗程制订方面的价值尚未证实。专门用于指导 DAPT 疗程制订的风险评分的应用应当优先于其他风险评分，如 PRECISE-DAPT 评分和 DAPT 评分（见附录 6）。

17. ACS 患者长期双联抗血小板治疗的疗程有多长？

　　ACS 患者双联抗血小板治疗的疗程与患者危险分层、是否接受再灌注治疗及方法相关。ACS 患者在事件发生后的 1 年内风险最高，通常建议双联抗血小板治疗的时间为 1 年。

　　由于置入药物洗脱支架者存在晚期支架内血栓形成的风险，此类 ACS 患者目前推荐至少双联抗血小板治疗 12 个月，极高危患者可延长。长期双联抗血小板治疗的主要顾虑是出血危险。患者面临出血风险增加时（如大手术时）可停药。

　　目前，关于短期（12 个月以内）和长期（12 个月以上）治疗与 12 个月治疗比较的研究结果不一致，随着新型药物洗脱支架的问世，该领域研究还在进行中。

18. 什么是降阶治疗？

　　虽然多个国际指南推荐在发生 ACS 后第一年 DAPT 方案首选强效抗栓药物与阿司匹林进行联合，但是在临床实际中时常出现由于患者具体临床因素和（或）经济负担等原因出现改换为氯吡格雷的"降阶治疗"情况。

TOPIC 研究也证实，发生 ACS 后应用阿司匹林＋新型 P2Y12 受体拮抗剂 1 个月后，降阶至阿司匹林＋氯吡格雷可减少出血并发症。TROPICAL-ACS 研究结果提示，服用普拉格雷 1 周后采用血小板功能检测（PFT）指导抗血小板降阶治疗（至氯吡格雷）的 1 年净临床获益不劣于普拉格雷标准治疗。因此对于中低危的冠心病患者，根据其具体病情制订个体化的 DAPT 策略，并可考虑降阶治疗。

二、抗凝治疗

1. ACS 患者是否需要抗凝治疗？

针对普通肝素和低分子量肝素（LMWH）的早期研究发现，与不接受抗凝治疗相比，抗凝治疗可给 NSTE-ACS 患者带来心肌梗死风险下降在内的获益。对于 ACS 伴有口服抗凝药物适应证的患者可考虑抗凝联合抗血小板治疗，5% ～ 10% 的 ACS 患者具有抗凝适应证（如心房颤动、深静脉血栓形成、心室附壁血栓等），而在具有抗凝适应证患者中，30% 患者患有冠心病，可能接受经皮冠状动脉介入治疗（PCI）。

根据欧洲心脏病学会（ESC）发布的非持续性 ST 段抬高型急性冠脉综合征指南推荐：具有明确的口服抗凝药物适应证的患者［如心房颤动卒中风险评分（CHA2DS2-VASc 血栓栓塞风险评分）≥ 2 分、近期静脉血栓、左室附壁血栓或机械瓣膜置换术］需要口服抗凝药物联合双联抗血小板治疗（推荐类别 I，证据水平 C）。

依诺肝素是目前国内外指南唯一推荐的用于 ACS 患者 PCI 围术期的 LMWH，广泛适用于 STEMI 和非 ST 段抬高型 ACS 患者。

2. ACS 患者抗凝治疗的药物有哪些？

抗凝药物主要有口服抗凝药和非口服抗凝药。

口服抗凝药包括因子 X a 抑制剂、直接凝血酶抑制剂及华法林，其中 X a 抑制剂包括利伐沙班、阿哌沙班、艾多沙班、贝曲沙班等。达比加群酯是目前唯一的口服直接凝血酶抑制剂。

非口服抗凝药包括普通肝素（UHF），低分子量肝素（LMWH）、磺达肝癸钠和比伐芦定。由于依诺肝素是临床研究证据最充分的用于 PCI 围手术期抗凝治疗的 LMHW，是目前指南共识唯一推荐的用于 ACS 行 PCI 患者围手术期的 LMWH。

3. 接受 PCI 的 ACS 患者如何进行抗凝治疗？

中高危 ACS 患者需在 24 h 内行介入治疗，而不考虑是否接受过口服抗凝药物治疗（推荐类别 II a，证据水平 C）。

在行冠状动脉造影之前不推荐阿司匹林加上 1 种 P2Y12 受体拮抗剂联合口服抗凝药物的治疗方案（推荐类别 III，证据水平 C）。

介入治疗过程中，接受过维生素 K 拮抗剂治疗的患者，如果国际标准化比值（INR）< 2.5，推荐静脉给予抗凝治疗（推荐类别 I，证据水平 C）。

围手术期可不中断维生素 K 拮抗剂或新型口服抗凝药物的治疗（推荐类别 II a，证据水平 C）。

支架置入术后，对于急性非 ST 段抬高型心肌梗死伴心房颤动患者（CHA2DS2-VASc 血栓栓塞风险评分男性 1 分，女性 2 分）可考虑阿司匹林联合新型 P2Y12 受体拮抗剂替代三联抗栓治疗方案（推荐类别 II a，证据水平 C）。

4. 未接受 PCI 的 ACS 患者抗凝治疗的策略如何?

对于低出血风险患者（抗凝出血评分 ≤ 2 分），三联抗栓治疗（抗凝药物，阿司匹林 75 ~ 100 mg/d，氯吡格雷 75 mg/d，均口服）持续 6 个月后，口服抗凝药物联合阿司匹林（75 ~ 100 mg/d 口服）或氯吡格雷（75 mg/d 口服）至 1 年（推荐类别 II a，证据水平 C）。

对于高出血风险患者（抗凝出血评分 ≥ 3 分），三联抗栓治疗（抗凝药物，阿司匹林 75 ~ 100 mg/d，氯吡格雷 75 mg/d，均口服）持续 1 个月后，口服抗凝药物联合阿司匹林（75 ~ 100 mg/d 口服）或氯吡格雷（75 mg/d 口服）至 1 年（推荐类别 II a，证据水平 C）。

对于特定患者（抗凝出血评分 ≥ 3 分，低支架内血栓风险），口服抗凝药物联合氯吡格雷（75 mg/d 口服）可作为三联抗栓治疗的替代方案（推荐类别 II b，证据水平 B）。

不推荐替格瑞洛或普拉格雷作为三联抗栓治疗方案（推荐类别 III，证据水平 C）。

一种抗血小板药物联合口服抗凝药物治疗方案需持续 1 年（推荐类别 II a，证据水平 C）。

5. 普通肝素与低分子量肝素有什么差别?

临床上用作抗凝剂的肝素是由不同长度多糖组成的混合物，其平均大小约为 45 个糖单位，对应的平均分子量约为 15 000 D（3000 ~ 30 000 D）。低分子量肝素是普通肝素经酶或化学解聚得到的产物，其平均长度约为 15 个糖单位，平均分子量为 4000 ~ 5000 D（2000 ~ 9000 D）。磺达肝癸钠由肝素的最小抗凝血酶（antithrombin，AT）结合区组成，其含有 5 个糖单位（即，戊糖），分子量约为 1700 D。

普通肝素和低分子量肝素都能通过 AT 有效灭活因子 Xa，其作用位点如图 2-4。

LMWH 是通过化学或酶学解聚的方法从 UFH 中衍生出来的片段，其长度约为 UFH 的 1/3，国内通常把相对分子质量 < 8000 的统称为 LMWH。鉴于其他 LMWH 在

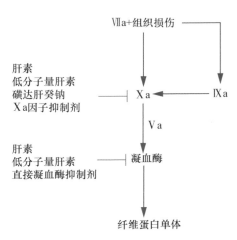

图 2-4 普通肝素与低分子量肝素作用位点

PCI 围手术期疗效和安全性的证据不足，国内外指南推荐的 LMWH 一般为依诺肝素。

UFH 存在一定局限性，如个体间对凝血酶的抑制作用存在差异、需频繁实验室监测、存在发生肝素诱导的血小板减少症（HIT）风险、对血栓内已和纤维蛋白结合的凝血酶无效等。

依诺肝素有较高的抗 Xa 活性和较低的抗 IIa 活性，对因子 Xa 抑制作用更强，生物利用度更高，半衰期更长，发生 HIT 概率更低。目前临床中依诺肝素的使用存在很多不规范，如抗凝启动不及时、用量不足等，易导致导管内血栓和支架内血栓，因此需强调规范化使用依诺肝素。

6. 如何应对肝素诱导的血小板减少症？

如果持续使用普通肝素超过 4 日，免疫介导性 HIT 的发生率为 2.5% ～ 3.0%。使用普通肝素不足 4 日则显著降低 HIT 的发生率（0.2%）。使用 LMWH 亦然。低分子量肝素比普通肝素的剂量效应相关性更好，且 HIT 的发生率更低。一篇 meta 分析结果显示，使用 LMWH 和普通肝素患者的 HIT 发生率分别为 0.2% 和 2.6%。建议在使用普通肝素时连续测定血小板计数。有 HIT 病史的患者，或在使用普通肝素期间发生或疑似发生 HIT 的患者，可使用 HIT 风险相对较低的 LMWH。

7. ACS 患者中新型抗凝药物（NOAC）的地位

2020 年欧洲心脏病学会（ESC）发布了 NSTE-ACS

指南，其中发表了心房颤动患者因 ACS 行 PCI 的抗栓治疗流程（图 2-5）。

指南还提出，围手术期应考虑使用 VKA 或 NOAC 进行不间断的抗凝治疗（表 2-2）。既往的临床证据显示：

利伐沙班：对没有出血高风险的 ACS 患者，可在阿司匹林和氯吡格雷治疗基础上加用低剂量利伐沙班，这主要是基于 ATLAS 2 ACS-TIMI 51 试验（见下文）。该研究中，在阿司匹林和氯吡格雷治疗基础上加用利伐沙班（一次 2.5 mg，一日 2 次）降低近期发生 ACS 患者的死亡率。但该治疗会显著增加大出血和颅内出血风险。

达比加群：不推荐在未置入支架的 ACS 患者的抗血小板治疗中加入达比加群，尚未在 ACS 患者中评估过达比加群的效果。

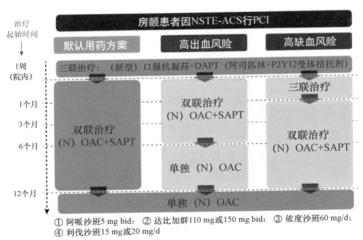

图 2-5　合并心房颤动（房颤）的 NSTE-ACS 患者行 PCI 治疗后的抗栓治疗流程。（N）OAC，（新型）口服抗凝药；SAPT，单药抗血小板治疗

表 2-2 不同 NOAC 的药理学特性

药物	作用机制	达峰时间（h）	半衰期（h）	生物利用度（%）	药物代谢	排泄
达比加群	直接凝血酶抑制剂	1	12～17	3～7	肝代谢为活性产物，且为P糖蛋白底物	80% 经肾排泄
利伐沙班	凝血因子Ⅹa抑制剂	2～4	5～9	66	经肝药酶CYP 3A4代谢，且为P糖蛋白底物	36% 经肾排泄
阿哌沙班	凝血因子Ⅹa抑制剂	3～4	12	50	经肝药酶CYP 3A4代谢，且为P糖蛋白底物	27% 经肾排泄
依度沙班	凝血因子Ⅹa抑制剂	1～2	10～14	62	少量经肝药酶CYP 3A4代谢，且为P糖蛋白底物	50% 经肾排泄

艾多沙班：尚未在未接受 PCI 术置入支架的 ACS 患者中评估过艾多沙班。

第二节 慢性冠脉综合征的抗栓治疗

1. 什么是慢性冠脉综合征（CCS）？

CCS 是指 CAD 的进展阶段，是除急性冠状动脉血栓形成以外临床表现占主导地位的情况。

疑似或确诊的 CCS 患者最常见的临床状况有：①疑

似 CAD，有稳定型心绞痛症状和（或）呼吸困难的患者；②新发心力衰竭或左心室功能障碍，疑似 CAD 的患者；③ ACS 后 1 年内或近期血运重建的无症状或症状稳定患者；④初次诊断或血运重建 1 年以上的无症状或有症状患者；⑤心绞痛，疑似血管痉挛或微血管疾病患者；⑥筛查时发现的无症状 CAD 患者。上述情况均归类为 CCS。

2. 如何评估 CCS 患者的缺血风险?

高缺血风险指：弥漫性多支病变且合并至少以下任意 1 项：①需要药物治疗的糖尿病，②复发性心肌梗死，③外周动脉疾病，④慢性肾脏病 3 ～ 4 期。而高出血风险则定义为：有颅内出血 / 缺血性卒中病史或其他颅内疾病病史、近期胃肠道出血或可能存在胃肠道失血所致贫血或与出血风险增加相关的其他胃肠道疾病、伴有肝衰竭、有出血倾向或凝血功能障碍、高龄或虚弱、需透析治疗的肾衰竭或慢性肾脏病 5 期。

3. CCS 如何抗栓治疗?

指南推荐窦性心律的 CCS 患者，如缺血风险高而出血风险较低则应在阿司匹林治疗基础上增加 1 种抗栓药物（包括氯吡格雷、普拉格雷、替格瑞洛和利伐沙班）进行长期二级预防（表 2-3）。

接受 PCI 的 CCS 患者，建议阿司匹林和氯吡格雷双联抗血小板治疗 6 个月，如患者出现危及生命的严重出血风险时，可缩短至 1 ～ 3 个月。CCS 合并心房颤动

表2-3 缺血高风险或中等程度风险，且无出血高风险患者使用包含阿司匹林（75～100 mg qd）的 DAPT 推荐方案

药物	剂量	适应证	其他注意事项
氯吡格雷	75 mg qd	心肌梗死后 DAPT ＞ 1 年患者	
普拉格雷	10 mg qd 或 5 mg qd；若体重 ＜ 60 kg 或年龄 ＞ 75 岁	心肌梗死 PCI 术后 DAPT ＞ 1 年患者	年龄 ＞ 75 岁
利伐沙班	2.5 mg bid	心肌梗死后 ＞ 1 年，或多血管病变冠心病	肌酐清除率：15～29 ml/min
替格瑞洛	60 mg bid	心肌梗死后 DAPT ＞ 1 年患者	

的 CHA2DS2-VASc 血栓栓塞风险评分 ≥ 2 分的男性患者或 CHA2DS2-VASc 血栓栓塞风险评分 ≥ 3 分的女性患者应长期进行抗凝治疗，优先选择新型口服抗凝药。而 CHA2DS2-VASc 血栓栓塞风险评分 ≥ 1 分的男性或 CHA2DS2-VASc 血栓栓塞风险评分 ≥ 2 分的女性患者也可考虑选择新型口服抗凝药治疗。合并心房颤动的 CCS 患者，如有抗凝适应证并接受了 PCI 治疗，若缺血风险大于出血风险时考虑双联抗血小板（阿司匹林和氯吡格雷）加口服抗凝药组成的三联抗栓治疗方案，持续 1 ～ 6 个月，根据缺血及出血风险评估结果而决定总体时间。如果缺血风险较低或出血风险大于缺血风险时于 PCI 后 1 周内停用阿司匹林，而使用氯吡格雷联合口服抗凝药进行双联抗栓治疗。

第三节 抗栓治疗的特殊问题

1. 特殊人群（冠状动脉旁路移植术、心房颤动导管消融术、胃肠道疾病等）ACS 患者如何进行抗血小板治疗？

（1）冠状动脉旁路移植术（coronary artery bypass grafting，CABG）围手术期

①阿司匹林围手术期的用药推荐：拟行 CABG 的患者应在术前每日给予阿司匹林 100 mg，原则上术前不必停用阿司匹林。病情稳定、无出血的患者，术后 6 h 应恢复阿司匹林治疗（可经胃管给药）。② P2Y12 受体拮抗剂围手术期的用药推荐：氯吡格雷和替格瑞洛在术前需停服 5 日以上，而普拉格雷需停服 7 日以上；对于急诊或需尽快 CABG 的患者，氯吡格雷和替格瑞洛至少停服 24 h，以减少严重出血并发症。术后应尽早恢复 P2Y12 受体拮抗剂治疗（最好在 24 h 内）（详见下文）。

（2）心房颤动导管消融围手术期

目前心房颤动导管消融围手术期抗血小板药物应用尚缺乏临床研究证据。鉴于心房颤动导管消融术本身出血风险低，结合围手术期抗凝的研究证据，建议无须中断抗血小板治疗。已应用双联抗栓治疗的患者（OAC ＋ 1 种抗血小板药物），如不是特别紧急，可延期至停用抗血小板药物后再行导管消融术。

（3）胃肠道疾病

质子泵抑制剂（PPI）可减少胃肠道出血风险，尤其是有胃肠道出血或溃疡史以及合并使用抗血小板治疗或

OAC 治疗的患者。阿司匹林、DAPT 或 OAC 治疗的患者，如存在胃肠道出血高风险推荐同时使用 PPI。长期应用 PPI 可能会导致高胃泌素血症、维生素 B_{12} 吸收障碍、骨质疏松、骨折、小肠细菌过度增殖、获得性肺炎等。但对于有明确适应证、需长期 PPI 治疗的患者而言，可使用最小有效剂量。

2. ACS 伴卒中患者如何进行双联抗血小板治疗？

应按照 ACS 的治疗原则，积极给予双联抗血小板治疗。在长期双联抗血小板治疗中发生缺血性卒中的患者，特别是面积较大的脑梗死，如果出现神经系统症状加重，应及时复查头部 CT，监测是否存在梗死后出血转换（指缺血性卒中患者由于梗死区血流再通而发生脑出血）的迹象，并根据情况适当调整抗栓强度。

对既往发生过出血性卒中的 ACS 患者，抗栓治疗策略应与相关学科如神经内科共同决策，原则上应充分评估患者颅内出血复发的危险，并慎重选择抗血小板药物的种类、剂量和疗程。

3. 老年 ACS 患者抗血小板治疗需注意什么？

老年人抗血小板治疗应个体化决策，考虑生理年龄、一般状态、认知情况、合并疾病、预期寿命、患者意愿和期望等。因老年人的药物代谢发生改变，使用药物应根据体重和肌酐清除率调整。

年龄是出血的独立危险因素，但抗血小板治疗研究中关于 65 岁以上老年人的亚组分析显示，老年人同样从抗血小板治疗中获益。对于老年人，阿司匹林和 P2Y12 受体拮抗剂维持剂量无须改变，建议阿司匹林剂量不要超过 100 mg/d，氯吡格雷为 75 mg/d。而普拉格雷和替格瑞洛在 75 岁以上老年人中使用需谨慎。高龄 ACS 患者急性期抗血小板药物的首次负荷剂量可酌情降低或不用。

4. 合并心房颤动的患者如何抗栓治疗?

ACS 合并心房颤动 / 人工瓣膜置换术后或静脉血栓栓塞症时，需联合抗血小板药物与口服抗凝药物。双联抗血小板与口服抗凝药物联合应用会增加出血风险。最新研究提示，氯吡格雷联合华法林［国际标准化比值（INR）2.0 ～ 3.0］与三联抗血小板治疗比较，出血明显减少，同时缺血事件没有增加。但是，该研究结论还需进一步证实，新型 P2Y12 受体拮抗剂与口服抗凝药物联合的证据尚缺乏，需评估患者心房颤动相关的卒中和出血风险、ACS 相关的血栓和出血风险。

如必须采用三联抗栓治疗（华法林＋阿司匹林＋氯吡格雷）时，应严密控制 INR（将 INR 调整在 2.0 ～ 2.5），建议阿司匹林剂量为 75 mg，氯吡格雷剂量为 75 mg，并将三联抗栓治疗疗程尽量缩至最短（置入裸金属支架为 4 周，置入药物洗脱支架为 3 ～ 6 个月），此后可联合一种抗血小板和口服抗凝药物，12 个月后稳定的患者可单用口服抗凝药物。双联抗血小板与新型口服抗凝药联合的临床研究证据很少。

5. 质子泵抑制剂能否与氯吡格雷联合应用？

氯吡格雷是前体药，在肝主要通过 CYP2C19 和 CYP3A4 转化。CYP2C19 也是多数质子泵抑制剂在肝的代谢酶。某些质子泵抑制剂可抑制 CYP2C19 通路而影响氯吡格雷的转化。观察性研究发现质子泵抑制剂可能降低氯吡格雷的疗效。

但现有临床研究未发现质子泵抑制剂可增加服用氯吡格雷患者的心血管事件或总体死亡率，且可减少高危患者的胃肠道不良反应。因此，质子泵抑制剂可以联合氯吡格雷使用，但尽量不要选择奥美拉唑和埃索美拉唑。

既往有胃肠道出血病史且需双联抗血小板治疗的患者，应给予质子泵抑制剂；对胃肠道出血高危者，如高龄（≥ 65 岁），联合华法林、非甾体抗炎药、激素，幽门螺杆菌阳性，且需双联抗血小板治疗的患者，可考虑使用质子泵抑制剂；胃肠道出血低危患者，不建议常规给予质子泵抑制剂。

6. 拟行冠状动脉旁路移植术患者围手术期如何抗血小板治疗？

总的原则是根据患者临床情况个体化评估。

- 不建议停用阿司匹林。
- 至少术前 4 h 停用 GP Ⅱb/Ⅲa 受体拮抗剂。
- 停用 P2Y12 受体拮抗剂，氯吡格雷和替格瑞洛停用不少于 5 日。

但对于极高患者，如持续存在缺血症状伴左主干病变或严重多支近端病变的患者，可考虑不停用氯吡格雷；或上述患者出血危险高时，可考虑术前 3～5 日停药。可于冠状动脉旁路移植术后 6～48 h 重新开始口服抗血小板药物。

7. 外科手术围手术期如何抗血小板治疗？

（1）择期非心脏手术：长期服用抗血小板治疗而面临外科手术或其他有创操作时，是否停用抗血小板治疗要平衡手术带来的出血风险和停药后 ACS 患者发生血栓事件的风险。避免过早停用 P2Y12 受体拮抗剂，尽量推迟手术到患者完成双联抗血小板治疗疗程，未置入支架的患者至少应用 1 个月，置入药物洗脱支架患者至少应用 12 个月。必须停用抗血小板治疗的患者采用抗凝药物（普通肝素或低分子量肝素）或静脉抗血小板药物（GP Ⅱ b/ Ⅲ a 受体拮抗剂）在术前"桥接"。此时，建议相关学科共同决定抗栓治疗策略。

如进行小型手术，如牙科手术、皮肤科操作、白内障手术等出血风险低的手术，评估后可继续服用。

对于心脏事件危险较低的患者，手术前停用抗血小板治疗，术前 5～7 日停用阿司匹林和 P2Y12 受体拮抗剂，术后 24 h（第 2 日早晨）保证止血充分后重新用药。对于心脏事件危险较高者建议不停用阿司匹林，P2Y12 受体拮抗剂至少停用 5～7 日。

（2）紧急非心脏手术：口服阿司匹林和（或）P2Y12 受体拮抗剂的患者接受外科手术或围手术期有威胁生命的出血风险时，建议输血小板或给予止血药物，如氨甲环酸。

8. 抗血小板药物常见的出血并发症有哪些？

抗血小板药物导致的出血可表现为轻微出血或严重出血，最常见部位依次为皮肤黏膜、胃肠道、泌尿生殖系统，行介入治疗的患者还常见血管穿刺部位的出血。

9. 抗血小板药物有哪些非出血性不良反应？

服用阿司匹林可出现过敏反应，发生率较低，主要表现为哮喘、荨麻疹。

服用氯吡格雷偶可出现粒细胞减少、血小板减少和皮疹等过敏现象。

服用替格瑞洛者可出现呼吸困难和心动过缓等，呼吸困难发生率在用药后第 1 周可高达 15%，可为一过性或持续性，但多数无须停药，与心肺功能不全无关。此外，偶见心室停搏，表现为夜间窦房传导异常，因此严重窦房结疾病或二度和完全性房室传导阻滞者禁用。肌酐水平亦可能轻度升高。

10. 对抗血小板药物相关的胃肠道不良反应如何防治？

抗血小板治疗最常见的不良反应之一为胃肠道不良反应，轻者消化不良，重者胃肠道出血。如仅表现为消化不良，可不停用抗血小板药物，而给予抑酸药；如发生活动性出血，常需停用抗血小板药物，直到出血情况稳定。

此外，出血及出血导致的血流动力学异常也会增加血栓危险。但某些患者因停用抗血小板药物会增加血栓事件的风险，尤其是 ACS、置入裸金属支架 1 个月内、置入药物洗脱支架 6 个月内的患者，建议尽量避免完全停用抗血小板药物。

若患者联合使用多种抗血小板和抗凝药物时发生出血，应考虑减少药物种类和剂量，当严重消化道出血威胁生命时，可能需停用所有的抗凝和抗血小板药物。停药 3 ～ 5 天后，如出血情况稳定，可重新开始使用阿司匹林或氯吡格雷，尤其是心血管疾病高危患者。

急性消化道出血时应大剂量静脉应用质子泵抑制剂，必要时输血或内镜下止血。可给予血管活性药物和补液纠正低血压。在质子泵抑制剂治疗和（或）内镜下止血后，应至少严密监测 24 h，如没有发生再出血，可重新开始抗血小板治疗，但需联合应用质子泵抑制剂，同时要密切监测出血复发的可能。

对胃肠道出血高危患者应预防性应用质子泵抑制剂，如老年（65 岁以上）、有胃肠道出血病史、有溃疡及溃疡并发症病史、有消化不良或胃食管反流症状、联合抗血小板和口服抗凝药物、应用激素、幽门螺杆菌阳性等。同时，筛查并根治幽门螺杆菌感染，定期（3 ～ 6 个月）复查血常规和便潜血。

11. 对抗血小板药物不耐受的患者如何处理？

抗血小板药物过敏的发生率为 1.5% ～ 6.0%。如患者不能耐受阿司匹林可考虑给予 P2Y12 受体拮抗剂替代。如患者发生 P2Y12 受体拮抗剂过敏，且不能停药，可短期使用抗组胺药物或激素治疗，也可转换为另外一种

P2Y12 受体拮抗剂。

12. 出血患者输血的适应证是什么？

因输血对于 ACS 患者有不利影响，应严格掌握输血适应证，如患者血流动力学稳定，血细胞比容＞25% 或血红蛋白＞80 g/L，可暂不输血。

13. 如何逆转抗血小板药物的抗血小板作用？

阿司匹林和 P2Y12 受体拮抗剂停药后需至少 5～7 日抗血小板作用才能消失，如需立即纠正抗血小板作用需输血小板，建议剂量 1～2 U［机采血小板每单位（200 ml）含 2.5×10^{11} 血小板］。

对于目前国内使用的小分子量 GP Ⅱb/Ⅲa 受体拮抗剂，如患者肾功能和血小板计数正常，停药 4～8 h 血小板功能即可恢复。

14. 基因检测对于抗血小板治疗是否有指导价值？

抗血小板药物的反应性存在个体差异。某些患者对于常规剂量的抗血小板药物存在"反应不良"或"低反应"，表现为抗血小板治疗后体外测定血小板聚集受抑制程度在人群中存在变异。临床中常常与接受抗血小板治疗患者中仍然出现缺血事件复发互相混淆，缺血事件复发是多因素导致的，并不一定与血小板聚集受抑制的程度相关。

导致抗血小板药物低反应的原因也是多方面的。参与氯吡格雷在体内吸收和转化的基因多态性与其抗血小板的个体差异有关，研究最多的是 CYP2C19，但是基因多态性只能解释 2%～12% 对氯吡格雷反应的个体差异。通过基因检测指导的抗血小板治疗是否能改善 ACS 患者的预后还缺乏证据。

对于高危 ACS 患者，如可能存在对氯吡格雷"低反应"，可考虑进行相关基因检测。如基因检测发现患者为氯吡格雷"低反应"，可考虑选择其他的 P2Y12 受体拮抗剂（替格瑞洛或普拉格雷），服用氯吡格雷的患者无须常规进行基因检测。

15. 血小板功能检测方法有哪些及如何评价?

测定血小板功能的方法有很多，但是目前没有统一、简便、可靠的方法评价抗血小板药物对血小板的抑制作用。国际上常用的 4 种检测方法包括：光比浊法测定血小板聚集率（LTA）、快速血小板功能分析仪（Verify-Now）、血管舒张剂刺激磷酸蛋白（VASP）和 Multiplate。国内常用 LTA 和血栓弹力图方法，但缺少标准化流程和诊断界值。

现有研究发现，血小板功能检测指导的抗血小板治疗并没有改善患者的预后。一些小规模研究提示，血小板功能检测可能还有助于判断抗血小板治疗相关的出血风险。

此外，上述方法检测发现新型 P2Y12 受体拮抗剂也存在个体差异。某些情况下，血小板功能检测可作为临床风险评估的辅助手段。

对 ACS 高危、预后差且可能存在氯吡格雷"低反应"的患者可考虑运用血小板功能检测辅助评价疗效；如发现氯吡格雷治疗后患者血小板高反应性，可考虑转换为普拉格雷和替格瑞洛；不建议对所有服用氯吡格雷的ACS患者常规进行血小板功能检测。

第四节　静脉血栓的抗栓治疗

1. 什么是静脉血栓栓塞性疾病?

静脉血栓栓塞性疾病（venous thromboembolism, VTE）是指血液在深静脉腔内异常凝结，阻塞静脉管腔，引起相应的临床综合征，包括深静脉血栓形成（DVT）和肺血栓栓塞症（PE）。VTE是继心肌梗死、卒中后第三大急性心血管疾病。

2. 肺栓塞（PE）的抗凝治疗适应证是什么?

抗凝治疗为PE的基础治疗手段，可有效防止血栓再形成和复发，同时促进机体自身纤溶机制。根据我国2018年修订的指南，以下情况应启动针对PE的抗凝治疗：对于临床高度可疑急性PE，在等待诊断结果过程中，建议开始应用胃肠外抗凝治疗；一旦确诊急性PTE，如果没有抗凝禁忌，推荐尽早启动抗凝治疗。

3. 无症状PE是否需要治疗?

偶然发现的PE或因其他原因（非疑诊PE）行影像

学检查时发现的 PE 大多数无明显症状。

目前对于偶然发现的 PE 患者是否进行抗凝治疗仍存在争议。我国指南推荐，对于无症状偶然发现的 PE，若存在 VTE 进展危险因素或复发风险，建议给予至少 3 个月抗凝治疗，应用与急性 PE 相同的方案。

4. PE 的抗凝治疗策略是什么？

根据 2018 年我国修订的指南，急性 PE，初始抗凝推荐选用 LMWH、UFH、磺达肝癸钠、负荷量的利伐沙班或阿哌沙班。

5. 除抗凝治疗以外还有哪些针对 PE 的治疗方式？

对于 PE 在内的 VTE，应加强健康教育，注意活动，避免脱水。对于 VTE 风险高，而存在活动性出血，或有出血风险的患者，可给予机械预防，包括间歇充气加压泵、分级加压弹力袜和足底静脉泵等。

附录 1　心肌梗死溶栓治疗临床试验（TIMI）评分

TIMI 危险分层方法包括下列 7 项指标：年龄 ≥ 65 岁；至少具有 3 个冠心病危险因素；冠状动脉狭窄 ≥ 50%；心电图（ECG）显示 ST 段变化；24 h 内至少有 2 次心绞痛发作；7 日内使用阿司匹林；心肌损伤标志物升高。每项指标计 1 分，相加后得到 TIMI 评分。低危 0 ～ 2 分，中危 3 ～ 4 分，高危 5 ～ 7 分（表 2-4）。

表 2-4 不同 TIMI 评分患者心血管事件发生率

TIMI 评分	心血管事件 [a] 发生率（%）
0 ~ 1	4.7
2	8.3
3	13.2
4	19.9
5	26.2
6 ~ 7	40.9

注：[a] 包括 14 日内总死亡、新发生或复发的心肌梗死、严重缺血需紧急血运重建

附录2 全球急性冠状动脉事件注册（GRACE）危险评分

GRACE 危险评分包括 8 项指标：年龄、心率、动脉收缩压、血肌酐、心功能 Killip 分级、心肌损伤标志物升高、心电图 ST 段变化、入院时心搏骤停（表 2-5）。

附录3 CRUSADE 出血评分

CRUSADE 出血评分包括 8 个主要危险因素：血细胞比容、肌酐清除率、入院时心率、女性、充血性心力衰竭表现、外周血管疾病病史、糖尿病和收缩压。分为 5 个等级：极低危（≤ 20 分），低危（21 ~ 30 分），中危（31 ~ 40 分），高危（41 ~ 50 分）和极高危（> 50 分）（表 2-6）。

表2-5　全球急性冠状动脉事件注册（GRACE）危险评分方法（总分 0～258 分）

年龄（岁）	得分	心率（次/分）	得分	动脉收缩压（mmHg）	得分	血肌酐（mg/dl）	得分	心功能Killip分级	得分	危险因素	得分
<30	0	<50	0	<80	58	0～0.39	1	I	0	入院时心搏骤停	39
30～39	8	50～69	3	80～99	53	0.4～0.79	4	II	20	心电图 ST 段改变	28
40～49	25	70～89	9	100～119	43	0.8～1.19	7	III	39	心肌损伤标志物升高	14
50～59	41	90～109	15	120～139	34	1.2～1.59	10	IV	59		
60～69	58	110～149	24	140～159	24	1.6～1.99	13				
70～79	75	150～199	38	160～199	10	2.0～3.99	21				
80～89	91	≥200	46	≥200	0	≥4	28				

NSTE-ACS 危险级别	院内评分	院内死亡风险（%）
低危	≤108	<1
中危	109～140	1～3
高危	>140	>3

注：肌酐值换算：1 mg/dl = 0.011 31 μmol/L

表 2-6　CRUSADE 出血评分系统

参数	数值	计分
血细胞比容（%）	< 31 31 ～ < 34 34 ～ < 37 37 ～ < 40 ≥ 40	9 7 3 2 0
肌酐清除率（ml/min）	≤ 15 > 15 ～ ≤ 30 > 30 ～ ≤ 60 > 60 ～ ≤ 90 > 90 ～ ≤ 120 > 120	39 35 28 17 7 0
入院时心率（次 / 分）	≤ 70 71 ～ 80 81 ～ 90 91 ～ 100 101 ～ 110 111 ～ 120 ≥ 121	0 1 3 6 8 10 11
性别	男性 女性	0 8
充血性心力衰竭表现	否 是	0 7
外周血管疾病病史	否 是	0 6
糖尿病	否 是	0 6
收缩压（mmHg）	≤ 90 91 ～ 100 101 ～ 120 121 ～ 180 181 ～ 200 ≥ 201	10 8 5 1 3 5

注：1 mmHg = 0.133 kPa

附录 4　CHA2DS2-VASc 血栓栓塞风险评分

见表 2-7。

表 2-7　CHA2DS2-VASc 血栓栓塞风险评分

危险因素	分值
充血性心力衰竭 / 左心功能不全	1
高血压	1
年龄 ≥ 75 岁	2
糖尿病	1
卒中 / 短暂性脑缺血发作（TIA）/ 血栓史	2
血管病变	1
年龄 65 ~ 74 岁	1
性别（女性）	1
总分值	9

CHA2DS2-VASc 评分 ≥ 2 者需口服抗凝药物；评分为 1 分者，口服抗凝药物或不进行抗栓治疗均可；无危险因素，即评分 0 分者不需抗栓治疗

附录 5　HAS-BLED 出血风险评分

见表 2-8。

表 2-8　HAS-BLED 出血风险评分

	危险因素	得分
H	未控制的高血压，即收缩压 > 160 mmHg	1
A	肾功能异常（长期透析或肾移植或血清肌酐 ≥ 200 μmol/L）或肝功能异常（慢性肝病或胆红素 > 正常值的 2 倍同时转氨酶 > 正常值的 3 倍）（各 1 分）	1 或 2

续表

	危险因素	得分
S	卒中	1
B	既往出血史或出血体质、贫血等	1
L	INR 不稳定	1
E	老年（即年龄＞65 岁）	1
D	药物（同时应用抗血小板药物、非甾体抗炎药）或酗酒（各1分）	1 或 2
	最大得分	9

目前临床认为 HAS-BLED 出血风险评分 ≥ 3 分提示出血高风险，但这并不是抗凝治疗的禁忌，应注意纠正增加出血风险的可控因素，予以抗凝的同时密切监测，并加强随访。

附录6 DAPT 评分

见表 2-9。

表 2-9 DAPT 评分

	PRECISE-DAPT 评分	DAPT 评分
评估时间	冠状动脉支架置入后	DAPT 持续治疗 12 个月无事件后
评估的双抗疗程	短期 DAPT（3～6 个月） *vs.* 标准/长期 DAPT（12～24 个月）	标准 DAPT（12 个月） *vs.* 长期 DAPT（30 个月）

续表

	PRECISE-DAPT 评分	DAPT 评分	
分值计算	HB ├──┼──┼──┼──┤ 　　>12 11~5 11 10~5 ≤10 WBC ├─┼─┼─┼─┼─┼─┼─┤ 　　≤5 8 10 12 14 16 18 >20 年龄 ├──┼──┼──┼──┤ 　　<50 60 70 80 >90 CrCl ├──┼──┼──┼──┼──┤ 　　≥100 80 60 40 20 0 对应分值 NO├────────┤Yes 出血史 ├┼┼┼┼┼┼┼┼┼┼┼┼┼┼┤ 　　0 2 4 6 8 10 12 14 16 18 20 22 24 26 28 30	年龄 　≥ 75 　65 到< 75 　< 65 吸烟 糖尿病 心肌梗死 PCI 史或心肌 梗死 紫杉醇药物 洗脱支架 支架直径< 3 mm CHF 或 LVEF < 30% 静脉支架	－ 2 pt － 1 pt 0 pt ＋ 1 pt ＋ 1 pt ＋ 1 pt ＋ 1 pt ＋ 1 pt ＋ 1 pt ＋ 2 pt ＋ 2 pt
分值范围	0 ～ 100 分	－ 2 ～ 10 分	
进行决策的 阈值建议	分值≥ 25 ──► 短期 DAPT	分值≥ 2 ──► 长期 DAPT	
	分值< 25 ──► 标准 / 长期 DAPT	分值< 2 ──► 标准 DAPT	
计算器	www.precisedaptscore.com	www.daptstudy.org	

HB，血红蛋白；WBC，白细胞；CrCl，肌酐清除率；CHF，充血性心力衰竭；LVEF，左心室射血分数；DAPT，双联抗血小板治疗；PCI，经皮冠状动脉介入治疗

附录 7　PARIS 评分

见表 2-10。

表 2-10　PARIS 评分

大出血事件的风险评分 [†]		冠状动脉血栓形成事件的风险评分 [‡]	
参数	得分	参数	得分
年龄		糖尿病	
＜ 50 岁	0	无	0
50 ～ 59 岁	＋ 1	非胰岛素依赖	＋ 1
60 ～ 69 岁	＋ 2	胰岛素依赖	＋ 3
70 ～ 79 岁	＋ 3	急性冠脉综合征	
≥ 80 岁	＋ 4	无	0
BMI		有，Tn 阴性	＋ 1
＜ 25 kg/m²	＋ 2	有，Tn 阳性	＋ 2
25 ～ 34.9 kg/m²	0	目前吸烟	
≥ 35 kg/m²	＋ 2	是	＋ 1
目前吸烟		否	0
是	＋ 2	CrCl ＜ 60 ml/min	
否	0	是	＋ 2
目前贫血		否	0
是	＋ 3	既往 PCI	
否	0	是	＋ 2
CrCl ＜ 60 ml/min		否	0
是	＋ 2	既往 CABG	
否	0	是	＋ 2
出院时三联治疗		否	0
是	＋ 2		
否	0		

[†] 低风险：0 ～ 3 分，中等风险 4 ～ 7 分，高风险：≥ 8 分；
[‡] 低风险：0 ～ 2 分，中等风险 3 ～ 4 分，高风险：≥ 5 分。

第三章

心律失常处理

心律失常多发于各种心血管疾病，但也可见于心脏结构无异常者。它可发生于任何年龄、任何临床科室。

第一节　心律失常处理的总体原则

1. 心律失常急性发作期首先应做什么？

应首先识别和纠正血流动力学障碍。

血流动力学障碍定义为因心律失常导致心排血量下降出现下列情况：进行性低血压、休克、急性心力衰竭、进行性缺血性胸痛、晕厥、意识障碍等。

伴有血流动力学障碍的心律失常往往起病急骤，治疗的时效性强，不必刻意追求完美的诊断流程、明确心律失常的性质及机制等，需迅速终止或纠正心律失常。对异位快速性心律失常应尽早电复律。对缓慢性心律失常应植入临时起搏器。不具备临时起搏植入条件时，可应用提高心率的药物。待血流动力学状态稳定后再进行心律失常的性质、发生机制、基础疾病、诱发因素或心律失常本身的辨识和处理。

2. 为什么处理心律失常时需了解患者有无器质性心脏病?

是否伴有器质性心脏病决定治疗策略和抗心律失常的治疗措施。其临床预后也不同。

（1）治疗策略不同

对于器质性心脏病如心功能不全、急性冠脉综合征合并心律失常的患者治疗重点应放在基础心脏病的控制，随着基础心脏病的控制和改善，有助于降低恶性心律失常的风险及控制心律失常发作。

对于无明显器质性心脏病的患者可单纯处理心律失常本身。

（2）抗心律失常的治疗措施不同

Ⅰc类抗心律失常药物，如普罗帕酮不能用于合并心功能不全、冠心病等严重器质性心脏病的患者。

非二氢吡啶类钙通道阻滞剂不能用于失代偿性收缩功能不全的患者。

胺碘酮、利多卡因、美西律可用于器质性心脏病患者。

β受体阻滞剂用于猝死的一级预防及二级预防。

对于特发性室性、室上性快速性心律失常，离子通道疾病或遗传性疾病等所致心律失常，急性期终止心律失常后，应考虑射频消融、埋藏式心脏复律除颤器（ICD）等介入治疗。

（3）临床预后不同

器质性心脏病尤其是心力衰竭、缺血性心脏病患者出现室性心律失常提示预后不良。

3. 为什么处理心律失常之前需注意纠正诱发因素?

纠正诱发因素是控制心律失常的重要措施。

酸碱平衡及电解质的紊乱、药物过量或药物不良反应等均可导致心律失常发生，纠正这些诱因可控制心律失常。如药物导致的 QT 间期延长伴尖端扭转型室性心动过速、严重低钾血症诱发的恶性室性心律失常、严重酸中毒伴高钾血症导致的缓慢性心律失常，纠正上述因素，心律失常即可得到控制，无须抗心律失常药物或起搏治疗。

4. 处理心律失常时需了解哪些信息?

询问相关病史：既往是否有心脏病史，心律失常是初发还是复发，家族史，服药史，此次发病是否接受过治疗。由此可大致了解心律失常的可能原因及治疗情况。

心电图及心电监测：了解心率快慢，心律是否规整，QRS 波时限，QRS 波群形态，QT 间期是否延长或缩短（延长定义为校正的 QTc 间期 ≥ 470 ms；缩短定义为校正的 QTc 间期 ≤ 300 ~ 330 ms），P 波与 QRS 波是否相关。据此可大致确定心律失常的类型。

处理快速性心律失常之前需了解基础传导功能状态，即平素是否存在心动过缓或传导阻滞、既往快速性心律失常转复时是否存在长间歇或晕厥等情况，警惕慢快或快慢综合征。

处理缓慢性心律失常之前需了解有无电解质酸碱平衡紊乱、急性心肌缺血、急性心肌损伤、服用药物、甲状腺功能减退等可控性因素。

5. 心律失常急性发作期如何处理?

终止心律失常:若心律失常本身造成严重的血流动力学障碍如心室颤动,或异位快速性心律失常如室上性心动过速、持续性室性心动过速等应采取措施终止心律失常。

控制心室率:有些心律失常不容易立刻终止,如伴有快速心室率的心房颤动、心房扑动会使血流动力学状态恶化或伴有明显症状,通过控制心室率可稳定病情,缓解症状。

预防复发:心律失常具有易反复发作的特点。需加强基础疾病的治疗,控制诱发因素。某些患者可能需口服抗心律失常药物、射频消融、ICD 或起搏器等治疗。

6. 在心律失常急性期的处理中,如何权衡抗心律失常治疗的疗效和风险?

对威胁生命的心律失常应采取积极措施加以控制,追求抗心律失常治疗的疗效,挽救生命。

对非威胁生命的心律失常,需更多考虑治疗措施的安全性,过度治疗反而可导致新的风险。

在心律失常紧急处理时经常遇到治疗矛盾,应首先顾及对患者危害较大的方面,而对危害较小的方面处理需谨慎,甚至可观察,采取不使病情复杂化的措施。

7. 心动过速诊断流程是什么?

心动过速诊断流程见图 3-1。

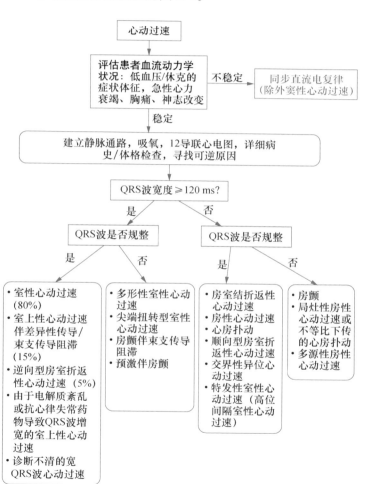

图 3-1 心动过速诊断流程

8. 静脉抗心律失常药物的应用原则是什么?

根据基础疾病、心功能状态、心律失常性质选择抗心律失常药物。

不主张联合或序贯应用两种或两种以上静脉抗心律失常药物。应用一种静脉抗心律失常药物后疗效不满意,应先审查用药是否规范、剂量是否足够。一般不建议短期内换用或合用另外一种静脉抗心律失常药物,可采用非药物的方法如电复律或食管调搏等治疗。序贯或联合应用静脉抗心律失常药物易致药物不良反应及促心律失常作用,仅在室性心动过速/心室颤动风暴状态或其他顽固性心律失常时才考虑。

9. 口服抗心律失常药物的应用原则是什么?

根据基础疾病、心功能状态、心律失常性质选择抗心律失常药物。

主要用于预防和控制心律失常复发。对于威胁生命的心律失常主张应用可有效控制的最小剂量。对于非威胁生命的心律失常,需关注药物的不良反应,应选择更安全的药物,且不建议长期过度应用抗心律失常药物。

10. 异位快速性心律失常急性期处理后都需采取预防措施吗?

对于反复发作的快速性心律失常或伴有血流动力学障碍的初发或复发性心律失常(如恶性室性心律失常)终止

后一般都要采取措施（如抗心律失常药物、射频消融、植入 ICD 等）预防发作，同时加强基础疾病的治疗和控制诱发因素。

对于初发的快速性心律失常，复律后，需根据有无基础心脏病、发病机制、诱发因素等判断其反复发作的可能性，再决定是否采取预防措施。如阵发性室上性心动过速反复发作的可能性大，应建议射频消融。对于不伴血流动力学障碍的初发的快速性心律失常（如心房颤动），发作规律尚不清楚，可暂时观察，纠正诱因及基础心脏病后仍反复发作应采取措施预防发作。由明确诱因导致的心律失常，且诱因已经去除的患者，心律失常反复发作的可能性小，不需常规采取预防措施。

第二节 室上性心律失常

1. 哪些因素可导致窦性心动过速？

窦性心动过速可由多种因素导致。

生理因素：如运动、兴奋等。

病理因素：甲状腺功能亢进、心肌缺血、贫血、心力衰竭、低氧血症、发热、血容量不足等。

药物因素：可卡因、儿茶酚胺类药物、抗胆碱能药物等。

少见的因素：自主神经功能失调、直立性心动过速综合征、无特定原因的窦性心动过速或不适当的窦性心动过速。

2. 如何鉴别窦性心动过速与阵发性室上性心动过速或房性心动过速?

窦性心动过速频率过快(如超过 150 次/分)时,心电图 P 波可与前一心跳的 T 波融合而不易辨别,易误诊为阵发性室上性心动过速或房性心动过速。

窦性心动过速常表现为心率逐渐增快和减慢,在心率减慢时可暴露出 P 波,有助于鉴别。窦性心律心电图在 Ⅱ、Ⅲ、aVF 导联为直立性 P 波,aVR 导联为倒置 P 波。房性心动过速的 P 波形态不同于窦性心律。可通过屏气、应用腺苷后呈现不同比例房室传导而鉴别。

阵发性室上性心动过速的发作特点为突发突止,心电图无窦性 P 波,部分可在 QRS 波群尾部或其后见到逆行 P 波。可通过屏气、应用腺苷终止心动过速。食管心电图可清晰显示 QRS 波群后的逆行 P 波,有助于鉴别。

3. 如何处理窦性心动过速?

病因治疗是根本措施。大多数患者通过纠正病因可得到缓解。在窦性心动过速的原因没有根本纠正之前,不主张单纯或过分强调用药物降低心率。

在无明确病因且窦性心动过速伴相关症状时,可选用伊伐布雷定单独使用或与 β 受体阻滞剂联合使用控制症状。β 受体阻滞剂不能耐受或无效时,可考虑非二氢吡啶类钙通道阻滞剂。

对于少数症状顽固或严重的不适当窦性心动过速可行窦房结射频消融治疗。

4. 心力衰竭伴窦性心动过速时可否使用洋地黄减慢心率?

洋地黄类药物不具备直接减慢窦性节律下心率的作用，不应用于减慢心力衰竭时的窦性心动过速。心力衰竭时的窦性心动过速是一种代偿反应，随着心功能的改善，心动过速可得到缓解，心力衰竭患者的血流动力学状态一旦稳定，尽早应用具有改善预后和控制心率作用的 β 受体阻滞剂。

5. 房性期前收缩（早搏）需要治疗吗?

房性早搏是常见心律失常，可见于各种结构性心脏病、肺部疾病，也见于心脏结构正常者。酒精（乙醇）、咖啡因、可可碱、吸烟、失眠、应激、缺氧、甲状腺功能异常、心房内压升高等可诱发或加重房性早搏。

通常不需治疗。消除患者疑虑，减少潜在的触发因素，可改善症状。

对精神紧张和焦虑的患者可使用镇静剂或小剂量 β 受体阻滞剂。症状明显者，治疗仅以消除症状为目的，按需应用普罗帕酮或莫雷西嗪。不建议使用胺碘酮（获益及风险比值不合理）。如房性早搏触发心房颤动，治疗见心房颤动的相应治疗。

6. 阵发性室上性心动过速发作的特点是什么?

经典的阵发性室上性心动过速包括房室结折返性心动过速与房室折返性心动过速。

临床发作特点：多见于无器质性心脏病的中青年，发作时心率多在 150 ~ 250 次 / 分。突发突止，易反复发作。可自行终止或经迷走神经刺激、药物、食管调搏等方法终止。很少危及生命，但症状明显。也可引起潜在疾病（如心肌缺血、心力衰竭）加重。

心电图发作特点：常为规整的窄 QRS 波心动过速，合并室内或束支传导阻滞、房室旁路前传时 QRS 波群增宽。房室结折返性室上性心动过速 P 波常在 QRS 波群 70 ms 内隐藏，出现 V₁ 导联假 r′ 波，Ⅱ、Ⅲ、aVF 导联假 s 波，而窦性心律时无对应的 r′ 波和 s 波。房室折返性心动过速心电图 QRS 波群后常可见到逆行 P 波，PR 间期 > RP 间期，RP 间期常 > 70 ms。

7. 如何识别心房扑动或房性心动过速？

心房扑动：各导联的 P 波消失，代之以大小、形态相同、节律规则、快速的、连续锯齿样扑动波（又称 F 波），频率为 250 ~ 350 次 / 分，F 波多在 V₁、Ⅱ、Ⅲ、aVF 导联中明显可见。F 波之间密切衔接，无等电位线。心房扑动时心房激动波可呈不同比例房室传导，2：1 房室传导最常见，表现为心室率 150 次 / 分的窄 QRS 波群的规则心动过速，注意和室上性心动过速或房性心动过速鉴别。

房性心动过速：频率常 < 250 次 / 分。心电图 QRS 波群前可见 P 波，P 波间可见等电位线。PR 间期常 < RP 间期。

8. 如何终止室上性心动过速?

（1）首先可采用刺激迷走神经的方法。深吸气后屏气同时用力做呼气动作（Valsalva 法）或用压舌板等刺激咽喉部产生恶心感。压迫眼球或按摩颈动脉窦（现已少用）。刺激迷走神经方法仅在发作早期使用效果较好。

（2）药物治疗：药物剂量及应用方法详见本章附表1。维拉帕米和普罗帕酮终止室上性心动过速疗效很好，推荐首选。室上性心动过速终止后即刻停止注射。使用时应注意避免低血压、心动过缓。

腺苷具有起效快、作用消除迅速的特点。对窦房结和房室结传导有很强的抑制作用，心动过速终止后可出现窦性停搏、房室传导阻滞等缓慢性心律失常，但通常仅持续数十秒，一般不需特殊处理。对有冠心病、严重支气管哮喘、预激综合征的患者不宜选用。国内也有应用腺苷三磷酸（ATP）终止室上性心动过速的报道，不良反应及注意事项同腺苷。地尔硫䓬、β 受体阻滞剂也有效，但应用较少。

胺碘酮、洋地黄类药物在上述方法无效，或伴有器质性心脏病，尤其存在心力衰竭时，或存在上述药物的禁忌时可应用。

（3）其他治疗：食管心房调搏可用于所有室上性心动过速患者，特别适用于因各种原因无法用药者。具体方法见本章附录 1 食管调搏术。上述治疗方法无效或不适用时可行电复律。反复无休止发作时可行射频消融治疗。

9. 如何处理特殊人群的室上性心动过速?

伴明显低血压和严重心功能不全的室上性心动过速:应使用电复律终止发作,不接受电复律者可试用食管调搏,也可选用洋地黄类药物。

伴窦房结功能障碍的室上性心动过速:宜首先考虑使用食管心房调搏。食管调搏也可与药物共同使用,终止前做好食管起搏的准备。

伴有慢性阻塞性肺疾病的室上性心动过速:非二氢吡啶类钙通道阻滞剂(维拉帕米或地尔硫䓬)列为首选。应避免使用影响呼吸功能的药物。

孕妇合并室上性心动过速:应用药物时需考虑孕妇及胎儿的近期和长期安全。宜先用刺激迷走神经法或食管心房调搏终止室上性心动过速。血流动力学不稳定时可电复律。上述措施无效或不能应用时,腺苷、美托洛尔、维拉帕米也可应用。

10. 何为房性心动过速?

房性心动过速是一种广义的室上性心律失常,起源于心房。其发病机制有多种,包括自律性增高、折返、触发激动。有单源性与多源性房性心动过速两种类型。房性心动过速的频率常 < 250 次 / 分。慢性持续性房性心动过速易造成心动过速性心肌病。房性心动过速可伴有不同比例的房室传导,尤其是在屏气等刺激迷走神经、应用减慢房室传导的药物时易出现。

自律性增高的房性心动过速,心动过速起始时,心率逐渐加快(温醒现象),心动过速终止前,心率逐渐减慢

（冷却现象）。常见于器质性心脏病、急性酒精中毒、慢性阻塞性肺疾病、电解质异常和地高辛过量，也可发生于健康成年人。

房性折返性心动过速常突然发作、持续性发作，P波形态与窦性P波形态不同，常见于器质性心脏病患者。

11. 如何治疗房性心动过速?

首先纠正引起房性心动过速的病因和诱因。

（1）短阵房性心动过速如无明显血流动力学影响及症状，可观察。

（2）慢性持续性房性心动过速的治疗

1）药物治疗：普罗帕酮、胺碘酮具有终止房性心动过速的作用，但效果不肯定。当无法终止或存在药物禁忌时，可考虑控制心室率，可选用洋地黄、β受体阻滞剂、非二氢吡啶类钙通道阻滞剂（维拉帕米/地尔硫草）。

2）电复律：房性折返性心动过速可考虑电复律。自律性增高的房性心动过速电复律无效。

3）射频消融治疗：对于反复发作的房性心动过速可行射频消融治疗。

第三节 心房颤动

1. 心房颤动如何分类?

心房颤动是最常见的心律失常之一，可发生于器质性心脏病或无器质性心脏病的患者。

　　根据心房颤动的表现、持续时间、终止方式将心房颤动分为五类。

　　（1）首次诊断的心房颤动：不论心房颤动持续时间或是否存在心房颤动相关症状及其严重程度。

　　（2）阵发性心房颤动：在 7 日内能够自行终止的心房颤动，通常指持续时间在 48 h 内的心房颤动。

　　（3）持续性心房颤动：持续时间超过 7 日或更长时间后需经过药物或电复律才能转复的心房颤动。

　　（4）长程持续性心房颤动：持续时间超过 1 年，且决定采用节律控制的心房颤动。

　　（5）永久性心房颤动：医生和患者共同决定放弃恢复或维持窦性心律的心房颤动。不考虑节律控制。

2. 心房颤动如何进行症状分级？

　　常见的心房颤动的相关症状包括疲劳、劳力性呼吸困难、心悸或胸痛。欧洲心律学会将患者心房颤动发作时的症状进行了分级（表 3-1），这一分级可用于处理策略的选择。

表 3-1　改良的欧洲心律学会症状标准

分级	程度	症状
I	无	心房颤动未产生任何症状
IIa	轻	心房颤动的症状不影响日常活动
IIb	中	有明显不适，但不影响日常活动
III	重	心房颤动的症状影响日常活动
IV	严重	不能进行任何日常活动

3. 心房颤动需要与哪些心律失常鉴别?

（1）与室上性心动过速鉴别：心房颤动伴快速心室率时（超过 150 次 / 分），听诊或心电图表现节律较整齐，易被误诊为室上性心动过速。较长时间心电图监测可发现心律不齐，有助于诊断。

（2）与室性心动过速相鉴别：心房颤动伴有差异性传导或旁路前传时，应与室性心动过速相鉴别。若 QRS 波宽窄形态不一，宽 QRS 波群之前有相对较长的 RR 间期，有利于差异性传导的诊断。若 QRS 波宽窄形态不一，QRS 波群起始部粗顿，可见心室预激波，有利于预激伴心房颤动的诊断。

4. 心房颤动时的长 RR 间期如何处理?

心房颤动患者常因房室交界区的隐匿性传导而出现较长 RR 间期，以休息及夜间睡眠时常见，也见于药物作用。

无血流动力学障碍及相应症状，24 h 总体心率不十分缓慢，心率可随活动及休息而相应变化，无连续出现的长 RR 间期，不应诊断心房颤动伴房室传导阻滞，可观察，不做特殊处理，也无须调整当前服用的控制心室率的药物。

在除外药物及其他因素影响后出现下列任一情况应考虑起搏治疗：

- 出现与心动过缓或长 RR 间期相关的症状如头晕、黑蒙或晕厥。
- 虽无症状，但 RR 间期＞ 6 s，或伴缓慢心室率。

5. 哪些心房颤动患者需要抗凝?

（1）准备进行药物复律、电复律或心律可能自行转复的心房颤动患者。

（2）无论采用心室率控制或节律控制的方法，具有栓塞危险因素的心房颤动患者均应抗凝治疗，包括：

- 肥厚型心肌病伴心房颤动患者。
- 瓣膜病心房颤动（中重度二尖瓣狭窄或机械瓣置换术后）患者。
- 非瓣膜病心房颤动，应用 CHA2DS2-VASc 血栓栓塞风险评分（表 2-7）评估患者栓塞风险：

女性 CHA2DS2-VASc 血栓栓塞风险评分 ≥ 3 分、男性 CHA2DS2-VASc 血栓栓塞风险评分 ≥ 2 分需抗凝治疗；

女性 CHA2DS2-VASc 血栓栓塞风险评分 2 分、男性 CHA2DS2-VASc 血栓栓塞风险评分 1 分时，在详细评估出血风险后建议口服抗凝药物治疗，出血风险常用 HAS-BLED 出血风险评分（表 2-8）。

- 有其他抗凝指征的心房颤动患者，如合并体循环栓塞、肺栓塞、心腔内血栓等患者。

6. 心房颤动患者转复节律时如何抗凝?

心房颤动发作时，若存在血流动力学不稳定，有紧急复律指征，在应用肝素或低分子量肝素前提下紧急复律，复律后继续抗凝治疗 4 周，以后根据栓塞危险分层确定是否长期抗凝。

心房颤动持续时间 < 48 h，在电复律或药物复律之前或复律后即刻，应用肝素或低分子量肝素或新型口服抗

凝药。复律后，若持续时间 < 24 h 且无栓塞危险因素者，可考虑停用抗凝药。有栓塞危险因素者，根据评分需继续抗凝 4 周或长期抗凝。未能复律者，根据有无栓塞危险因素决定是否长期抗凝。

心房颤动发作时间 ≥ 48 h 或持续时间不明的患者，若无急性复律指征，应在抗凝治疗 3 周后考虑择期复律。也可行经食管超声检查，明确无左心房血栓后在使用肝素或低分子量肝素抗凝的前提下提前复律。转复窦性心律后，继续进行 4 周的抗凝治疗，以后根据栓塞危险分层确定是否需要长期抗凝。

复律不成功且具有栓塞危险因素的心房颤动患者需长期抗凝治疗（图 3-2）。

7. 电复律和药物复律的抗凝有区别吗?

心房颤动复律时栓塞的风险与复律的方式无关，即无论电复律或药物复律均需抗凝。

8. 急性期抗凝药物如何选择?

普通肝素：70 U/kg 静注，之后以 15 U/（kg·h）开始输注，以后根据活化部分凝血活酶时间（aPTT）调整肝素用量，将 aPTT 延长至用药前的 1.5 ～ 2.0 倍。

低分子量肝素：应用方法及剂量可根据不同制剂和患者体重，参照深静脉血栓的治疗剂量。如依诺肝素：每次 100 U/kg，皮下注射，每 12 h 一次；那曲肝素：每次 85 U/kg，皮下注射，每 12 h 一次。

非维生素 K 拮抗口服抗凝药也可用于心房颤动复律

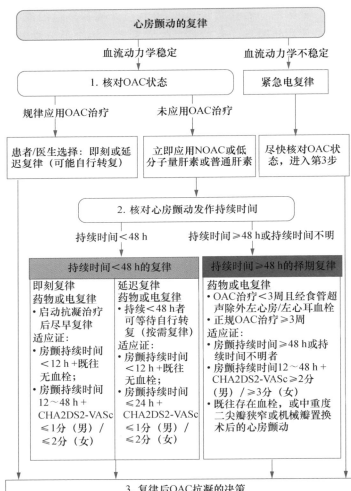

OAC：口服抗凝药；NOAC：非维生素K拮抗口服抗凝药

图 3-2　心房颤动复律治疗的抗凝流程

时的抗凝治疗。

9. 长期抗凝药物如何选择?

除中重度二尖瓣狭窄及机械瓣置换术后的心房颤动外,均首选推荐非维生素 K 拮抗口服抗凝药。

应用华法林抗凝但不能维持 INR 水平(在治疗范围内的时间< 70%),建议换用非维生素 K 拮抗口服抗凝药。

10. 如何应用华法林抗凝?

华法林减少和预防心房颤动所致卒中及体循环栓塞的疗效确切,可用于所有心房颤动患者。

华法林应用前需要评估栓塞、出血的危险因素,交代抗凝治疗的注意事项,强调定期监测的重要性。

华法林由肝代谢,代谢产物经肾排泄,半衰期 36 ～ 42 h。服药后 2 ～ 7 日后出现抗凝作用,可在 2 ～ 4 周达到目标范围即 INR 2.0 ～ 3.0。

华法林本身的代谢受到遗传及环境因素的影响,药理作用易受到食物及药物相互作用的影响,需密切监测凝血指标,及时调整剂量。

初始剂量:华法林 2.5 ～ 3 mg/d,某些患者如老年、肝功能受损、充血性心力衰竭和出血高风险者,初始剂量可适当降低。如需快速抗凝,给予普通肝素或低分子量肝素与华法林重叠应用 5 日以上,在给予肝素的第一天即给予华法林,并调整剂量,当 INR 达到目标范围时,停用普通肝素或低分子量肝素。

监测频率:在应用华法林治疗过程中,应定期监测

INR，并据此调整华法林剂量。华法林最佳的抗凝强度为 INR 2.0 ～ 3.0。首次服用华法林后 2 ～ 3 日查 INR，治疗监测的频率应根据患者的出血风险和医疗条件而定。住院患者口服华法林 2 ～ 3 日后开始每日或隔日监测 INR，直到 INR 达到治疗目标并维持至少 2 日。此后，根据 INR 结果的稳定性数天至 1 周监测 1 次，也可酌情延长，出院后可每 4 周监测 1 次。门诊患者剂量稳定前应数天至每周监测一次，INR 稳定后，可每 4 周监测 1 次。如需调整剂量，应重复前面所述的监测频率，直到剂量再次稳定。

剂量调整：初始剂量治疗 INR 不达标时，可按照 0.5 ～ 1.0 mg/d 的幅度逐渐递增并连续（每 3 ～ 5 日）监测 INR，直至达到目标值（2.0 ～ 3.0）。如 INR 一直稳定，偶尔波动且幅度不超过 INR 目标范围的上下 0.5，可不必调整剂量，于数天或 1 ～ 2 周后复查。如果 INR 连续测得结果位于目标范围之外再开始调整剂量。如 INR 超过目标范围，可升高或降低原剂量的 5% ～ 20%，调整剂量后注意加强监测。

11. 哪些情况暂不宜应用华法林治疗？

- 围手术期（含眼科与口腔科手术）或外伤。
- 明显肝肾功能损害。
- 未控制的中重度高血压（血压≥ 160/100 mmHg）。
- 凝血功能障碍伴有出血倾向。
- 活动性消化性溃疡。
- 妊娠。
- 2 周内的大面积缺血性卒中。
- 其他出血性疾病。

12. 如何处理华法林所致的国际标准化比值（INR）异常升高和（或）出血并发症?

在华法林治疗过程中，对于 INR 异常升高时，需关注 INR 检测方法的准确性、维生素 K 摄入的变化、华法林的吸收及代谢变化、维生素 K 依赖的凝血因子合成及代谢的变化、其他药物治疗的变化、华法林服药的依从性等因素。

对于 INR 刚刚超过治疗范围，可在华法林每周用量的基础上，将华法林剂量减少 5% ～ 20%，也可不改变剂量，更频繁监测 INR，观察 INR 是否恢复到治疗水平。

INR 升高明显（5.0 ～ 10.0）时，暂停华法林 1 日或数天，重新开始用药时减少每周用量并密切监测。如患者有高危出血倾向或发生出血，则需采取更积极措施迅速降低 INR，包括应用维生素 K_1、输注新鲜冰冻血浆、凝血酶原浓缩物或重组凝血因子Ⅶa。当 INR 范围在 5.0 ～ 10.0 时，静脉注射维生素 K_1 1.0 ～ 2.5 mg；当 INR 在 10.0 以上时，静脉注射维生素 K_1 5 mg。

轻微出血而 INR 在目标范围内时，不必立即停药或减量，应寻找原因并加强监测。

严重出血：首先应立即停药，输注凝血酶原复合物迅速逆转抗凝，还需静脉注射维生素 K_1 5 ～ 10 mg。

当患者发生出血并发症，但同时又需抗凝治疗预防栓塞（如机械性心脏瓣膜或有心房颤动及其他危险因素）时，治疗非常困难。找出并治疗出血的原因，降低抗凝强度，或有合适的情况改用抗血小板药物。

13. 非维生素 K 拮抗口服抗凝药有何优势？

非维生素 K 拮抗口服抗凝药（NOAC）包括达比加群酯、利伐沙班、艾多沙班、阿哌沙班，主要用于除中重度二尖瓣狭窄或机械瓣置换术以外的心房颤动患者预防栓塞及卒中。上述所有 NOAC 的半衰期均较短，服用简单，不需常规监测凝血指标，以固定剂量给药，较少与食物或药物相互作用，安全性较好。与华法林相比：其疗效不劣于甚至优于华法林，颅内出血的风险明显减少，大出血不多于或少于华法林。

14. NOAC 应用及剂量推荐如何？

使用 NOAC 前，应再次评估患者抗凝治疗的适应证和禁忌证，需检查血常规和肌酐（计算肌酐清除率），并据此选择药物的种类和剂量（表 3-2）。严重肝、肾功能不全患者不宜应用 NOAC。用药过程中，需根据患者的肾功能情况定期复查肌酐清除率，正常者可每年测定 1 次，肌酐清除率 < 60 ml/min 时，需加密监测，可使用公式（肌酐清除率 ÷10）个月测定 1 次。有肾功能急剧变化者随时检测。有肾功能变化者应根据情况调整 NOAC 的种类和剂量。难以确定如何调整时应转诊至上级医院。从华法林转换为 NOAC 时，应在停用华法林且 INR < 2.0 时启动 NOAC。

表3-2　NOAC应用剂量推荐

	达比加群	利伐沙班	阿派沙班	艾多沙班
标准剂量	150 mg 2次/日	20 mg 1次/日	5 mg 2次/日	60 mg 1次/日
较低剂量	110 mg 2次/日			30 mg 1次/日
减量剂量		15 mg 1次/日	2.5 mg 2次/日	30 mg 1次/日 或 15 mg 1次/日
减量指征	达比加群 110 mg 2次/日应用指征: • 年龄≥80岁; • 与维拉帕米联合用药; • 出血风险增加	CrCl 15～49 ml/min	以下3个标准至少2个: • 年龄≥80岁; • 体重≤60 kg; • 肌酐≥1.5 mg/L(133 μmol/L)	有以下任何情况: • CrCl 30～50 ml/min; • 体重≤60 kg; • 联合应用维拉帕米、奎尼丁或决奈达隆
不推荐	CrCl < 30 ml/min	CrCl < 15 ml/min		

注: CrCl: 肌酐清除率

15. 服用 NOAC 时应该如何监测?

服用 NOAC 不需常规进行凝血指标的监测。没有一种常规凝血指标可准确反映 NOAC 的抗凝作用,更不能在疗效和安全性方面给予指导。另外,NOAC 的服药剂量和血药浓度有很好的线性关系,有较宽的治疗窗,也使监测的必要性大大减低。但在发生出血、栓塞、需要紧急手术或发生 ACS 等情况时,可以测定某些指标来判定体内抗凝药的情况,评估出血的风险,确定治疗方案。测定时要记录取血与患者前次服药的时间间隔。

16. 心房颤动患者心室率控制的目标是什么?

对于大多数血流动力学稳定的心房颤动患者需控制心室率。

急性发作期心室率控制的靶目标为 80 ～ 100 次 / 分。慢性期心室率控制的靶目标为静息心率 < 110 次 / 分,如症状控制不满意,可将心率进一步控制至静息时心率 < 80 次 / 分,中等程度活动时心率 < 110 次 / 分。

17. 如何控制心房颤动患者急性期心室率?

不伴心力衰竭、低血压或预激综合征的患者:可用静脉 β 受体阻滞剂 (美托洛尔、艾司洛尔)、非二氢吡啶类钙通道阻滞剂 (地尔硫䓬或维拉帕米)。

合并心功能不全、低血压者:可用胺碘酮、洋地黄类药物。

合并急性冠脉综合征者:可用静脉胺碘酮、β 受体阻滞剂、非二氢吡啶类钙通道阻滞剂。

18. 如何控制心房颤动患者慢性期心室率?

可根据需要选择 β 受体阻滞剂、非二氢吡啶类钙通道阻滞剂、洋地黄类药物单独或联合应用。不主张首选胺碘酮用于心房颤动慢性期心室率控制。

19. 哪些心房颤动患者需复律治疗?

- 伴有血流动力学不稳定的心房颤动患者。
- 血流动力学稳定但症状不能耐受的心房颤动患者,如无转复的禁忌证,可复律治疗。
- 有一过性诱因导致的心房颤动者,如甲状腺功能亢进、急性心肌缺血等已纠正,可复律治疗。
- 根据患者或医生的意愿选择。

20. 心房颤动患者如何选择复律方式?

复律方法有电复律和药物复律(图3-3)。电复律是终止心房颤动最有效的方法。无论使用哪种方法,复律前都应根据前述的原则抗凝治疗。

电复律适应证:血流动力学不稳定、合并预激综合征,或药物复律无效及不适用的心房颤动患者。

药物复律适应证:主要适用于持续时间1周内的血流动力学稳定的阵发性心房颤动患者。

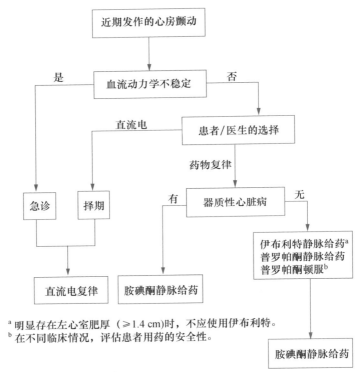

^a 明显存在左心室肥厚（≥1.4 cm）时，不应使用伊布利特。
^b 在不同临床情况，评估患者用药的安全性。

图 3-3 心房颤动患者的复律流程

21. 心房颤动患者如何电复律？

复律前已按要求抗凝治疗，并行电解质、心脏超声检查，但紧急复律时除外。

对神志清醒者应给予静脉注射镇静剂（如地西泮、咪达唑仑等），直至意识朦胧状态后进行电复律。

电复律应采用同步方式。起始电能 100～200 J（双相波），200 J（单相波）。一次复律无效，应紧接着再次复律（最多 3 次）。再次复律可增加电量，最大可用到双相波 200 J，单相波 300 J。

22. 心房颤动患者如何药物复律？

（详见本章附表 1）

药物复律主要适用于持续时间 1 周内的心房颤动且血流动力学稳定的患者。

药物复律前评价患者有无器质性心脏病，据此确定复律的药物选择。

对于新发无器质性心脏病心房颤动患者，推荐静脉应用普罗帕酮。

新发心房颤动无明显器质性心脏病，不伴有低血压及明显左心室肥厚（室壁厚度 > 1.4 cm），血电解质和 QTc 间期正常者，可使用伊布利特。开始给药至给药后 4 h 需持续心电图监护，防止发生药物促心律失常情况（如尖端扭转型室性心动过速）。

有器质性心脏病的新发心房颤动患者，推荐静脉应用胺碘酮。若短时间内未能转复，考虑择期转复时，可加用口服胺碘酮（200 mg，每日 3 次），直至累积剂量已达 10 g。

无明显器质性心脏病的阵发心房颤动患者，既往曾在院内严密监护下应用普罗帕酮复律，有效性和安全性已经得到证实，再次复发心房颤动时可考虑单次口服普罗帕酮 450 ~ 600 mg 复律。

不推荐使用洋地黄类药物、维拉帕米、索他洛尔、美托洛尔及其他 β 受体阻滞剂用于心房颤动的转复。

23. 心房颤动复律后节律控制需注意哪些问题?

抗心律失常药物维持窦性心律的效力是中度的。

临床上成功的药物治疗是减少心房颤动复发,减少心房颤动相关症状,而不是使其彻底消除。

若单一药物治疗失败,可考虑换药。

抗心律失常药物的致心律失常作用以及心脏外的副作用常见。选择药物时首先考虑安全性,而不是有效性。特别有效但安全性差的药物不应首选。

24. 心房颤动复律后哪些抗心律失常药物可用于节律控制?

胺碘酮:胺碘酮比普罗帕酮、索他洛尔、决奈达隆或安慰剂能更有效地维持窦性心律,致心律失常的作用也较少,但具有相对高发的心脏外毒性作用。应在其他药物治疗失败或存在禁忌时使用。严重心力衰竭(纽约心脏协会心功能Ⅲ级和Ⅳ级或近期不稳定心功能Ⅱ级)患者应首选胺碘酮。

普罗帕酮:普罗帕酮可用于无明显器质性心脏病的心房颤动患者。不能用于缺血性心脏病或左心室功能障碍的患者。

索他洛尔:索他洛尔不具有复律作用,但可用于维持窦性心律。除明显心力衰竭、长 QT 综合征之外的患者均可应用。

决奈达隆:维持窦性心律的有效性不如胺碘酮,但安全性相对好。主要用于不伴有心力衰竭的阵发性心房颤动患者维持窦性心律。不建议用于复发的心房颤动患者。禁用于永久性心房颤动和心功能不全Ⅱ级以上的患者。

25. 心房扑动和心房颤动治疗上有哪些异同点?

心房扑动的总体治疗原则和措施与心房颤动相同。心房扑动的心室率较难控制,所需药物剂量较大。

典型心房扑动(Ⅰ型或峡部依赖性心房扑动)除药物治疗外,部分患者可通过心房超速起搏终止心房扑动。射频消融成功率较高。

26. 如何处理预激综合征合并心房颤动?

预激综合征合并心房颤动时可造成极快的心室率,出现严重症状,少数患者还可诱发严重室性心律失常。

由于预激综合征合并心房颤动/心房扑动患者血流动力学常不稳定,应首选同步电复律。

普罗帕酮、伊布利特可用于复律或心室率控制。胺碘酮也可用于预激综合征合并心房颤动的复律或心室率控制,但有致心室率增快的报道。

禁用洋地黄、β受体阻滞剂、非二氢吡啶类钙通道阻滞剂。这些药物可导致经旁路前传增加,使心室率进一步增快。

复律后建议射频消融治疗。

27. 症状性心房颤动的射频消融指征是什么?

对有Ⅱb以上症状的阵发性或持续性心房颤动患者,抗心律失常药物治疗效果不佳或不能耐受,可导管消融治疗。伴有心力衰竭、肥厚型心肌病、年龄＞75岁的心房颤动患者，在应用抗心律失常药物之前或之后均可考虑行导管消融，但需慎重权衡导管消融治疗的风险。

第四节　室性心律失常

1. 如何处理室性期前收缩（早搏）？

室性早搏患者需完善12导联心电图、动态心电图及心脏彩超检查全面评估以明确室性早搏类型、负荷以及是否合并器质性心脏病。

室性早搏的治疗方案根据有无器质性心脏病而有所不同。

合并器质性心脏病（包括急性冠脉综合征）的室性早搏：如不诱发其他严重心律失常，在处理基础疾病和诱因的前提下可考虑口服β受体阻滞剂，不建议常规应用抗心律失常药物。如室性早搏可诱发室性心动过速或心室颤动，可按照室性心动过速、心室颤动处理。

不伴有器质性心脏病的室性早搏：不建议常规抗心律失常药物治疗，更不建议静脉应用抗心律失常药。充分解释，打消顾虑，减轻其心理压力，有助于症状缓解。对精神紧张和焦虑的患者可使用镇静剂或小剂量β受体阻滞剂口服。症状明显者，治疗仅以消除症状为目的，可口服美西律、普罗帕酮或莫雷西嗪。不建议使用胺碘酮。对于症状明显或不明原因的左室功能障碍的频发室性早搏（24小时＞10 000次）患者，症状明显、药物疗效不佳的高负荷流出道室性早搏推荐导管消融。

2. 室性早搏预后不良的危险因素有哪些?

合并器质性心脏病或心脏离子通道病;短联律间期室性早搏;非流出道起源室性早搏;室性早搏 QRS 波时限过宽;室性早搏 24 小时 > 2000 次;复杂室性早搏 / 非持续性室性心动过速;插入性室性早搏;多种室性早搏形态;运动时室性早搏增多。

3. 什么是室性早搏诱导性心肌病,如何处理?

因频发室性早搏导致心脏扩大、心功能下降,且室性早搏根除后心功能改善、心脏扩大逆转,排除其他原因与其他类型的心肌病后,可诊断为室性早搏诱导性心肌病。

目前仍难以预测哪些患者会发生室性早搏诱导性心肌病,现有的证据显示室性早搏负荷高是最强的危险因素。室性早搏负荷多少为高危因素目前尚无定论,通常认为室性早搏负荷达总心搏数的 15% ~ 25% 以上。其他可能与室性早搏诱导性心肌病相关的因素包括:室性早搏的QRS 波时限、心外膜室性早搏、右心室流出道室性早搏和插入性室性早搏等。

对于此类患者应积极推荐导管消融根除室性早搏。

4. 如何鉴别宽 QRS 波心动过速?

宽 QRS 波心动过速以室性心动过速最为常见,也可见于快速室上性心律失常伴有束支或室内传导阻滞、房室旁路前传，还可见于一些内环境紊乱及病理状态如高钾血症、高镁血症、低温、药物毒性作用等。

根据病史、辅助检查、12 导联心电图和（或）经食管心电图提供的心电信息进行鉴别。没有百分百准确的方法。P 波与 QRS 波群之间的关系是最有效的鉴别指标，存在室房分离，多提示为室性心动过速。此外，心电图的额面电轴位于无人区电轴（也称电轴极度左偏或重度右偏）、aVR 导联高 R 波高度提示室性心律失常的可能性大。

也可参照图 3-4 Brugada 四步法鉴别。若诊断不清，按照室性心动过速处理。

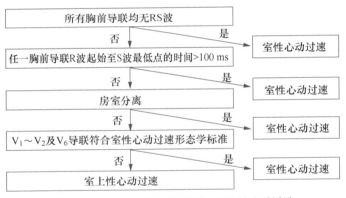

图 3-4　Brugada 四步法鉴别宽 QRS 波心动过速

5. 什么是非持续性室性心动过速？

非持续性室性心动过速是指心电图上连续出现 3 个及以上室性早搏，持续时间小于 30 s。

无器质性心脏病的非持续性单形性室性心动过速一般

不是恶性心律失常的先兆，不需处理，症状明显者可口服β 受体阻滞剂。

无器质性心脏病的非持续性多形性室性心动过速，应注意评价是否存在离子通道疾病（如尖端扭转型室性心动过速等）。详见多形性室性心动过速的处理。

发生于器质性心脏病患者的非持续性室性心动过速很可能是恶性室性心律失常的先兆。β 受体阻滞剂有助于改善症状和预后。症状明显者可按持续性室性心动过速应用抗心律失常药，一般应使用胺碘酮。

6. 什么是持续性单形性室性心动过速?

持续性单形性室性心动过速是指连续出现的室性异位搏动，在心电图同一导联 QRS 波群形态相同，发作持续时间 > 30 s，或虽然 < 30 s 但伴血流动力学不稳定。分为伴有器质性心脏病的单形性室性心动过速和不伴有器质性心脏病的特发性室性心动过速。

7. 如何处理伴有器质性心脏病的持续性单形性室性心动过速?

有血流动力学不稳定者立即同步直流电复律。

血流动力学稳定的单形性室性心动过速可首先使用抗心律失常药，也可电复律。

抗心律失常药物的应用（剂量及用法详见本章附表 1 及附表 2）：首选胺碘酮。利多卡因只在胺碘酮不适用或无效时，或合并心肌缺血时作为次选药。β 受体阻滞剂常与其他抗心律失常药物联合应用。

8. 什么是特发性室性心动过速?

　　无器质性心脏病的单形性室性心动过速亦称特发性室性心动过速,较少见。发作时有特征性心电图图形。起源于右心室流出道的特发性室性心动过速发作时 QRS 波呈左束支传导阻滞和电轴正常或右偏图形,左心室特发性室性心动过速也称分支型室性心动过速,发作时 QRS 波呈右束支传导阻滞和电轴左偏图形。

9. 如何处理特发性室性心动过速?

　　起源于右心室流出道的特发性室性心动过速可选用维拉帕米、普罗帕酮、β 受体阻滞剂或利多卡因;左心室特发性室性心动过速,首选维拉帕米,也可使用普罗帕酮。

　　大多数特发性室性心动过速患者血流动力学稳定,但持续发作时间过长或有血流动力学改变者宜电复律。

　　特发性室性心动过速终止后建议射频消融治疗。

10. 加速性室性自主心律需要处理吗?

　　加速性室性自主心律的心室率大多为 60 ～ 80 次 /分,很少超过 100 次 / 分。常见于急性心肌梗死再灌注治疗时,也可见于洋地黄过量、心肌炎、高血钾、外科手术等。少数患者无器质性心脏病因,一般不需特殊治疗。如心室率超过 100 次 / 分,且伴有血流动力学障碍时可按照室性心动过速处理。

11. 多形性室性心动过速如何分类?

多形性室性心动过速常见于器质性心脏病。持续性多形性室性心动过速可蜕变为心室扑动或心室颤动。不同类型多形性室性心动过速的抢救治疗措施完全不同。

根据 QT 间期分为: QT 间期正常的多形性室性心动过速; QT 间期延长的尖端扭转型室性心动过速; QT 间期缩短的多形性室性心动过速,详见图 3-5。

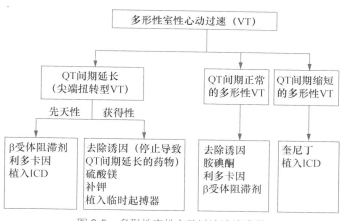

图 3-5　多形性室性心动过速诊治流程

12. 什么是尖端扭转型室性心动过速?

尖端扭转型室性心动过速是一种特殊类型的多形性室性心动过速,特指先天性或获得性 QT 间期延长所致的多形性室性心动过速。校正的 QT 间期(QTc)男性 ≥ 470 ms,女性 ≥ 480 ms。典型特征是 QRS 波群的波幅和波形围绕等电位线扭转(图 3-6)。与一般多形性室

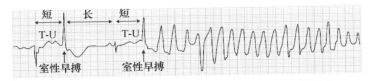

图 3-6　获得性 QT 间期延长所致尖端扭转型室性心动过速

性心动过速在发病机制和治疗上不同。

发作前可见室性早搏所致 RR 间期短–长–短的变化，QT 间期在长 RR 间期后延长更显著。

13. 哪些因素可致获得性 QT 间期延长？

QT 间期延长可分为先天性和获得性，临床以获得性 QT 间期延长多见。

（1）先天性 QT 间期延长：是由多种影响心室复极化的心脏通道染色体基因突变所致。

（2）可引起获得性 QT 间期延长的因素包括：

- 药物：应用引起 QT 间期延长的药物，如某些抗心律失常药物、喹诺酮类抗菌药、抗真菌药、三环类抗抑郁药等。
- 女性、年龄大于 65 岁者。
- 心脏病：心肌缺血、心肌梗死、心肌炎、心力衰竭等病理生理改变可引起复极异常。
- 心室周期延长：心室周期延长可见于窦性心动过缓、完全或高度房室传导阻滞，或突发的长间歇。
- 电解质紊乱：低血钾、低血镁。
- 潜在基因异常：基因突变所致亚临床遗传性长 QT 综合征。

- 其他：常见有中枢神经系统疾病如卒中、蛛网膜下腔出血，代谢性疾病如高血糖、糖尿病、甲状腺功能减退，感染性疾病和肿瘤，发热，酗酒等。

14. 如何处理获得性 QT 间期延长导致的尖端扭转型室性心动过速?

纠正导致 QT 间期延长的诱因，特别注意停用可延长 QT 间期的药物。

硫酸镁：硫酸镁缓慢静脉注射用于发作频繁且不易自行转复者，静脉输注用于发作不严重者，直至尖端扭转型室性心动过速减少和校正的 QT（QTc）间期缩短至 500 ms 以内。

补钾：积极静脉及口服补钾，将血钾维持在 4.5 ～ 5.0 mmol/L。

临时起搏：适用于并发心动过缓或有长间歇者。常需 70 ～ 90 次 / 分或更快频率起搏，待纠正其他致 QT 间期延长的因素后，可逐渐减慢起搏频率，直至停用。

应用提高心室率的药物：适用于并发心动过缓或有长间歇者未行临时起搏治疗前，可应用异丙肾上腺素、阿托品提高心室率。

不应使用导致 QT 间期延长的抗心律失常药物。

15. 如何处理先天性 QT 间期延长伴尖端扭转型室性心动过速?

减少或避免诱发因素，如减少或避免剧烈体力活动、声响刺激、精神刺激或情绪激动等。避免应用延长 QT 间期的药物。纠正电解质紊乱。

β 受体阻滞剂可作为首选药物，美西律对先天性长 QT 综合征第 3 型可能有效。

急性期处理后，应考虑 ICD 治疗。

16. 如何识别及处理短 QT 综合征?

短 QT 综合征是一种多基因遗传性心律失常性疾病，是有高度猝死危险的综合征。以 QTc 间期（QTc ≤ 300 ～ 330 ms）和心室或心房不应期明显缩短、胸前导联 T 波对称性高而尖为特点（图 3-7），无器质性心脏病证据，可发生阵发性心房颤动、室性心动过速或心室颤动，临床表现以眩晕、心悸，以及晕厥反复发作和（或）心脏性猝死为特征。诊断短 QT 综合征必须排除引起一过性 QT 间期缩短的继发性原因，如高温、血钙或血钾水平高、酸中毒、自主神经张力变化等。

急性发作时可行电复律，奎尼丁可具有减少及预防发

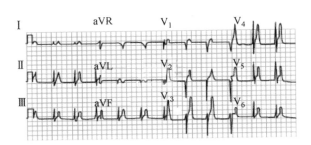

图 3-7　男性，15 岁，伴有晕厥发作的短 QT 综合征患者
QT 间期 280 ms，QTc 间期 325 ms，胸前导联 T 波高尖，J 点至 T 波顶点间期 140 ms

作的作用。长期治疗应考虑 ICD 治疗。对于不能行 ICD 治疗或 ICD 放电频繁的患者，可应用奎尼丁治疗。

17. 如何识别及处理短联律间期的多形性室性心动过速？

通常无器质性心脏病，有反复发作晕厥和猝死家族史，可自行缓解。心电图表现：室性早搏与正常 QRS 波群的联律间期为 280 ～ 300 ms，QT 间期正常。发作时表现为多形性室性心动过速，可蜕变为心室颤动，也可自行终止。

急性发作时可行电复律。血流动力学稳定者为终止发作可首选静脉注射维拉帕米。可口服维拉帕米或普罗帕酮、β 受体阻滞剂预防复发。维拉帕米无效者，可选用静脉注射胺碘酮。长期治疗建议植入 ICD。

18. 如何识别及处理 Brugada 综合征？

Brugada 综合征是一种常染色体显性遗传性疾病，也存在遗传异质性和可变的外显率。患者的窦性心律心电图表现为右束支传导阻滞图形和 V₁ ～ V₃ 导联 J 点上移，J 波形成，下斜型 ST 段、ST 段马鞍形抬高，QT 间期正常（图 3-8）。以上心电图改变并不一定同时具备，钠通道阻滞剂可致症状恶化或揭示 Brugada 综合征。临床有多形性室性心动过速或心室颤动发作，主要表现为晕厥或猝死，多在夜间睡眠中发生。

急性发作期可行电复律，反复发作者静脉应用异丙肾上腺素减少发作。植入 ICD 是预防心脏性猝死的唯一有效方法。

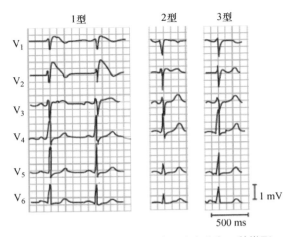

图 3-8   Brugada 综合征心电图改变分为 3 种类型

1 型：以突出的"穹窿型"ST 段抬高为特征，表现为 J 波或抬高的 ST 段顶点大于 2 mm 或 0.2 mV，伴随 T 波倒置。2 型：J 波幅度大于 2 mm，引起 ST 段逐渐下斜型抬高，紧随正向或双向 T 波，形成马鞍形"ST 段形态"。3 型：ST 段抬高小于 1 mm，可以表现为"马鞍型"或"穹窿型"，或两者兼有

19. 如何识别及处理儿茶酚胺敏感性多形性室性心动过速?

儿茶酚胺敏感性多形性室性心动过速是指无器质性心脏病患者由运动诱发的多形性室性心动过速，典型发作者呈双向性室性心动过速，可进展为心室颤动。表现为晕厥、运动或情绪激动时出现多形性室性心动过速。

血流动力学稳定者，首选 β 受体阻滞剂。在此基础上，仍有反复发作，可考虑联合氟卡尼治疗。植入 ICD 是预防心脏性猝死的有效方法。

20. 什么是可除颤的心搏骤停?

心搏骤停是指各种原因引起的心脏射血功能的突然停止,引起全身严重的缺血、缺氧。心搏骤停包含心脏停搏、心室颤动、无脉性室性心动过速。

心室颤动、无脉性室性心动过速导致的心搏骤停称为可除颤的心搏骤停,电复律是这类心搏骤停最有效的治疗措施。

21. 如何处理无脉性室性心动过速及心室颤动?

尽早胸外按压,建立人工循环。在除颤器尚未到位时,先进行胸外按压,按压频率 100 ～ 120 次 / 分,按压深度以使胸骨下移 5 ～ 6 cm 为宜。

尽早电复律。一旦取得除颤器,立即予最大能量(双相波 200 J,单相波 360 J)非同步直流电复律。电复律后立即重新恢复心肺复苏(CPR),直至 5 个周期的按压与通气(30 : 2)后再判断循环是否恢复,确定是否需再次电复律。

电复律无效时,可静注肾上腺素 1 mg,再次电复律,仍为无脉性室性心动过速或心室颤动时,可快速静注胺碘酮 300 mg,再次电复律。也可静脉注射利多卡因 1.0 ～ 1.5 mg/kg。心搏骤停为尖端扭转型室性心动过速所致时,可静脉注射硫酸镁 1 ～ 2 g。

心室颤动或室性心动过速终止后,进行复苏后处理。

22. 什么是室性心动过速 / 心室颤动风暴?

室性心动过速 / 心室颤动风暴是指 24 h 内自发的室

性心动过速 / 心室颤动 ≥ 3 次，并需紧急治疗的临床症候群。

23. 如何处理室性心动过速 / 心室颤动风暴？

首先针对病因及诱发因素进行处理。

心室颤动或血流动力学不稳定室性心动过速发作时，尽快电复律治疗。血流动力学稳定的室性心动过速可电复律，也可以选择药物治疗。

常需联合应用药物：最常用的为经典的离子通道阻滞剂（传统的抗心律失常药物）与 β 受体阻滞剂（如美托洛尔、艾司洛尔等）的联合。必要时也可选择不同种类的抗心律失常药物的联合治疗，如胺碘酮联合利多卡因。最常用的抗心律失常药物为胺碘酮，也可应用尼非卡兰、利多卡因。

心室超速抑制：对持续单形性室性心动过速，频率 < 180 次 / 分且血流动力学相对稳定者，可植入心室临时起搏电极，在发作时进行超速刺激终止室性心动过速。

给予镇静、抗焦虑等药物，必要时进行冬眠疗法。

若患者已安装 ICD，应调整 ICD 的参数，以便更好地识别和终止心律失常发作。必要时评价射频消融的可能性。

24. 哪些患者需射频消融治疗？

对于阵发性室上性心动过速（房室结折返性心动过速、房室折返性心动过速）、心房颤动、心房扑动、房性心动过速、特发性室性心动过速、束支折返性室性心动过速、某些伴有器质性心脏病的室性心动过速可进行射频消融治疗。一些频发房性、室性早搏伴有明显症状并可疑导致心脏扩大、心功能减退的患者可考虑试行射频消融治疗。室性心动过速 / 心室颤动电风暴患者，若胺碘酮与其他药物治疗无效或不能耐受时，推荐射频消融治疗。左室功能不良伴无休止性室性心动过速或电风暴导致 ICD 频繁电除颤的患者，推荐在有经验的中心紧急行射频消融治疗。持续性室性心动过速导致 ICD 反复电除颤的患者推荐射频消融治疗。

多形性室性心动过速、心室颤动通常不建议射频消融治疗。

25. 哪些患者需安装埋藏式心脏复律除颤器（ICD）？

- 非可逆性原因引起的心室颤动或血流动力学不稳定的持续性室性心动过速导致的心搏骤停患者。

- 伴有器质性心脏病的自发性持续性室性心动过速患者，无论血流动力学稳定或不稳定。

- 不明原因的晕厥，心脏电生理检查能够诱发出临床相关的具有明显血流动力学障碍的持续性室性心动过速或者心室颤动，或伴有显著左心室功能障碍的非缺血性扩张型心肌病或伴有严重器质性心脏病的患者。

- 心室功能正常或接近正常的持续性室性心动过速患者。

- NYHA心功能Ⅱ级或Ⅲ级且左心室射血分数（LVEF）≤ 35%，心肌梗死后40日以上或血运重建后90日以上的缺血性心脏病或非缺血性心肌病患者。

- NYHA心功能分级Ⅰ级且LVEF ≤ 30%，心肌梗死后40日以上或血运重建后90日以上的缺血性心脏病或非缺血性心肌病患者。

- 陈旧性心肌梗死伴非持续性室性心动过速，LVEF ≤ 40%，电生理检查可诱发心室颤动或持续性室性心动过速患者。

- 存在非持续性室性心动过速、频发室早（> 10次/小时）、LVEF < 25%、晕厥或先兆晕厥、经优化药物治疗后的非缺血性心肌病患者。

- 具有一项或一项以上的心脏性猝死主要危险因素的肥厚型心肌病或致心律失常性右心室心肌病或长QT综合征或家族性心肌病或左心室心肌致密化不全的患者。

以上适用于预期生存期超过1年的患者。

第五节　缓慢性心律失常

1. 缓慢性心律失常包括哪些？

缓慢性心律失常包括窦性心动过缓、窦性静止、传导阻滞（主要是窦房传导阻滞、房室传导阻滞）等以心率减慢为特征的疾病。轻者可无症状，严重的心动过缓可造成低血压、心绞痛、心力衰竭加重、晕厥前兆或晕厥等血流动力学不稳定。有些心动过缓（如三度房室传导阻滞）可继发 QT 间期延长而发生尖端扭转型室性心动过速，产生心源性脑缺血症状。

2. 哪些原因导致缓慢性心律失常？

传导系统本身异常。

其他：应注意寻找并治疗可逆性诱因，包括肺栓塞、急性下壁心肌梗死、心肌炎、低血容量、低氧、心脏压塞、张力性气胸、酸中毒、药物过量、体温过低、高钾血症、甲状腺功能减退、睡眠呼吸暂停等。

3. 哪些缓慢性心律失常不需要安装永久起搏器？

不是所有缓慢性心律失常都需要安装永久起搏器。以下情况不是安装永久起搏器的适应证：

- 一些可逆性诱因导致的缓慢性心律失常：随着诱因的纠正，心律失常得以纠正，如急性心肌缺血、高钾血症、酸中毒、甲状腺功能减退症（甲减）、高迷走神经张力、睡眠呼吸暂停等引起的缓慢性心律失常，随着上述因素的纠正，缓慢性心律失常得以纠正。
- 一些无明显症状的缓慢性心律失常如窦性心动过缓。

4. 哪些患者需要安装永久起搏器？

除外一过性诱因或药物等可纠正的因素所致的缓慢

性心律失常，具备下列任何一项指征时考虑安装永久起搏器：

- 有症状的窦性心动过缓、窦房传导阻滞、窦性停搏（包括慢快综合征）。
- 接受指南指导的药物治疗引起的症状性窦房结功能障碍或房室传导阻滞，该药物为必需且无替代治疗方案的患者。
- 永久性心房颤动合并症状性心动过缓。
- 无论有无伴随症状的持续性或间歇性三度房室传导阻滞，或二度Ⅱ型房室传导阻滞（包括心房颤动伴缓慢心室率）。
- 二度Ⅰ型房室传导阻滞伴有症状或电生理检查为希氏束内或希氏束以下部位阻滞。
- 不明原因晕厥伴束支传导阻滞，且电生理检查希氏束-心室间期（HV间期）≥70 ms或未行进一步检查的部分患者。
- 伴或不伴症状的交替性束支传导阻滞。
- 年龄≥40岁，反复发作、无预兆的反射性晕厥，出现窦性停搏或房室传导阻滞者或倾斜试验诱发出心脏抑制反应者。
- 临床表现以心脏抑制为主的颈动脉窦综合征和无预兆的反复发作的晕厥。

5. 如何处理有症状的缓慢性心律失常？

（1）积极寻找并治疗可逆性诱因。

（2）对有症状的心动过缓，应起搏治疗。

（3）对有症状的心动过缓但不具备起搏条件患者，

起搏治疗前先给予药物治疗：

- 阿托品可用于窦性心动过缓、窦性停搏、二度Ⅰ型房室传导阻滞。不宜用于二度Ⅱ型房室传导阻滞、三度房室传导阻滞伴室性逸搏心律的患者。
- 多巴胺、多巴酚丁胺、肾上腺素、异丙肾上腺素可用于阿托品无效或不适用的有症状的心动过缓患者，也可用于起搏治疗前的过渡。注意药物可导致心肌氧耗量增加，加重心肌缺血，产生新的快速性心律失常。

第六节　药物治疗

1. 应用普罗帕酮时应注意什么？

普罗帕酮静脉用于终止阵发性室上性心动过速、转复阵发性心房颤动。口服用于预防和减少心房颤动发作，控制房性早搏、室性早搏。但由于普罗帕酮易出现促心律失常作用和负性肌力作用，不宜用于冠心病、心力衰竭及明显器质性心脏病患者。

2. 维拉帕类钙通道阻滞剂可用于治疗室性心动过速吗？

维拉帕类钙通道阻滞剂可用于治疗无器质性心脏病的特发性室性心动过速如左心室特发性室性心动过速（也称

分支型室性心动过速）、极短联律间期的多形性室性心动
过速。不能用于治疗有器质性心脏病的室性心动过速。

3. 所有室性心动过速患者都可用胺碘酮吗?

不是所有室性心动过速患者均可用胺碘酮。

单形性室性心动过速及非 QT 间期延长所致的多形性
室性心动过速可用胺碘酮终止或预防室性心动过速。

先天性或获得性 QT 间期延长所致的尖端扭转型室
性心动过速，因胺碘酮可延长复极时间，导致 QT 间期延
长，会加重尖端扭转型室性心动过速的发作，此种情况下
胺碘酮为禁忌。

某些特殊类型的多形性室性心动过速如 Brugada 综
合征、短 QT 综合征等用胺碘酮无效。

4. 慢性阻塞性肺疾病伴心律失常时可静脉应用胺碘酮吗?

胺碘酮导致的肺毒性（肺间质纤维化）作用主要与长
期口服用药相关，多在应用 1 年以后出现。短时间静脉
应用胺碘酮很少有肺组织的不良反应。此外慢性阻塞性肺
疾病患者与其他患者相比应用胺碘酮是否更易出现肺毒性
不良反应尚无肯定结论，故慢性阻塞性肺疾病伴心律失常
时，不是静脉应用胺碘酮的禁忌证。

5. 哪些情况适宜应用胺碘酮?

（1）恶性室性心律失常的急性期控制及二级预防：不

伴 QT 间期延长的单形性及多形性室性心动过速的终止及预防复发。对于电复律无效的室性心动过速及心室颤动，胺碘酮静注可改善电复律效果。

（2）心房颤动的药物复律及心室率控制：胺碘酮可用于合并心力衰竭、冠心病等器质性心脏病或其他药物无效或不适用的心房颤动患者的药物复律、窦性心律的维持、心室率的控制。

6. 静脉应用胺碘酮应注意哪些问题?

胺碘酮的正确用法：胺碘酮具有高度脂溶性，分布容积大，静脉应用胺碘酮分布半衰期短，静脉用药后，药物迅速向组织中分布，静脉用药 10 min 时血药浓度不及峰浓度的 1/6。胺碘酮的疗效与体内的蓄积剂量密切相关。正确的静脉用药方法应先予负荷量，继之静脉维持剂量。

如仅给静脉推注负荷量，不随之给予静脉维持剂量，药物效应不能维持。如仅给静脉维持剂量，而不给静脉负荷量，血浆及组织中的药物蓄积需要的时间延长，影响药物迅速发挥作用。

应用葡萄糖注射液稀释药物：胺碘酮静脉给药应使用葡萄糖液进行稀释，不建议用生理盐水稀释胺碘酮，这是由于生理盐水与胺碘酮有可能产生结晶，虽然未有影响药物作用的报道，但不建议用。

疗效判断：静脉应用胺碘酮使室性心动过速终止的作用相对弱，其主要疗效是在室性心动过速终止后减少和预防室性心律失常的复发。静脉推注胺碘酮后室性心动过速未能终止，首先判断应用剂量是否合理。如血流动力学状态稳定，距前次用药 10 ～ 20 min 后，可再次追加负荷量，如仍未能终止，可考虑电复律。复律后，继续应用胺碘酮，观察其对减少和预防心律失常的作用。胺碘酮充分发挥抗心律失常的作用可能需要数小时至数天的时间。胺碘酮疗效不能仅以推注负荷量后是否终止心律失常来判断，也不能以用药早期和减量过程中心律失常复发作为无效的判断标准，上述情况常因胺碘酮在体内蓄积不够所致。

7. 长期口服胺碘酮应注意哪些问题?

由于口服胺碘酮排泄半衰期长的特点，在调整剂量并判断疗效时有一定的时间要求。一般确定一个（或调整一次）维持剂量后，需在很长时间才能达到新的平衡。若无其他原因，通常需要 2～3 个月的观察并判断有效后，方可再次调整剂量。短时间内频繁调整剂量，或间断用药，都可能造成疗效不好或心律失常复发。

无论是静脉用药还是口服用药，当维持剂量减得过低，心律失常复发后，需再负荷，然后再给予新的维持剂量。单纯增加维持量不可能在短时间内有效。再负荷使用静脉还是口服，使用多大剂量，需根据心律失常的情况确定，一般小于首次负荷剂量。

长期口服胺碘酮停药后，作用还将持续相当一段时间，可达数月。停药后，判断患者心律失常复发情况，以及判断替换的抗心律失常药物疗效（此时实际是联合用药），均需考虑这一点。停药后若立即换用其他延长 QT 间期的药物，此种作用有可能发生协同造成严重问题（如尖端扭转型室性心动过速），须严密监测。

胺碘酮与一些药物有相互作用，使用时要注意。胺碘酮可使地高辛浓度增高。胺碘酮延迟华法林代谢，使用华法林的患者，在加用胺碘酮后需增加监测 INR 的频度，必要时调整华法林的剂量。由于在 p 糖蛋白水平的竞争，胺碘酮使达比加群的血浓度增加 12%～60%，使艾多沙班血浓度增加 40%。如果没有其他影响新型口服抗凝药的因素，可观察，若存在其他增加新型口服抗凝药暴露量的因素，需权衡效益风险，确定抗凝药是否需减量。

长期使用胺碘酮后心电图会有 QT 间期延长，出现明显 u 波。如果没有任何其他延长 QT 间期的因素（常见的如低血钾、低血镁，合用其他延长 QT 间期的药物等），单纯由胺碘酮所致，可密切观察。

8. 静脉应用胺碘酮的主要不良反应是什么？

静脉应用胺碘酮的不良反应与长期口服胺碘酮不同。静脉应用胺碘酮的主要不良反应为肝损害、低血压、心动过缓、静脉炎。肝损害可发生于用药后数小时至数天。用药时需要监测肝功能。

口服胺碘酮的主要不良反应为甲状腺功能异常、肝损害、消化系统症状、肺毒性等。胺碘酮对甲状腺功能的影响既可为甲状腺功能减退也可为甲状腺功能亢进。但服药 3 个月内的患者，不能依据促甲状腺激素（TSH）的变化诊断甲状腺功能异常。用药后早期由于体内调节机制等使 TSH 浓度升高，但不意味着甲状腺功能异常。3 个月后体内的代谢状态重新恢复了动态平衡，TSH 可重新成为判断甲状腺功能状态的检测指标。

附录 1　食管调搏术

适应证

（1）鉴别诊断：在窄 QRS 波心动过速中，可通过分析食管心电图 P 波与 QRS 波的关系鉴别室上性心动过速与心房扑动、室上性心动过速与室性心动过速。

（2）终止阵发性室上性心动过速。

（3）临时起搏：仅适用于窦房结功能障碍者。作为不能或不适用经静脉临时起搏患者的临时过渡性治疗。

操作方法

（1）向患者解释检查过程与感觉。

（2）插入电极：患者平卧或坐位。以液态石蜡浸润电极导管，从鼻孔或口腔缓慢将电极插入。当导管尖端抵达会厌时，令患者做吞咽动作，同时顺势推送导管通过会厌。

（3）电极导管定位：成人一般插入 30～40 cm，可根据身高调整或看到明确的心房波（最大振幅正负双向心房波）来判断。

（4）食管心电图记录：将食管电极的末端与心电图的一个胸前导联相联记录食管心电图。

（5）刺激电压：从 15～20 V 开始。若不能夺获心房，逐渐增加电压，一般不超过 35 V。

（6）刺激方法：终止室上性心动过速可从高于心动过速频率 30 次 / 分的频率开始刺激，每刺激 8～10 次后停止，如无效，可以 10 次 / 分的间距增加刺激频率。最高不超过 250 次 / 分。

（7）疗效观察：用食管调搏术终止心律失常全程需心电图监测。室上性心动过速一般随着有效刺激停止而立即终止，出现窦性心律。

（8）起搏：将起搏频率置于所需频率，从 20 ～ 25 V 电压开始刺激，观察心电图，确认刺激是否夺获心房。如效果不好，可在刺激的同时增加电压至稳定起搏夺获心房。食管起搏常引起患者明显的不适感，时间不宜过长，仅可作为经静脉起搏前的过渡。

附录 2　临时起搏术

适应证

（1）血流动力学障碍的缓慢性心律失常。

（2）长间歇依赖的尖端扭转型室性心动过速。

（3）终止某些持续性单形性室性心动过速。

起搏方法

（1）经皮起搏：将两个特制电极片粘贴于心尖部和右胸上部，也可粘贴于前后胸部；连接具有起搏功能的除颤器；进行起搏电压和频率调节，一般需数十伏电压才可起搏成功。此法操作简单，但患者可疼痛不适，难以耐受。经皮起搏不能完全夺获心室，只可作为紧急情况下或等待经静脉起搏的过渡措施。

（2）经静脉起搏：可在床边或 X 线指导下操作。采用经皮穿刺法经颈静脉、锁骨下静脉或股静脉植入临时起搏电极，将电极尖端置于右心室心尖部，尾端与临时起搏器相连。选择适当起搏频率和电压起搏。经静脉临时起搏电极可保持数日，甚至更长时间。但时间过长将出现感染、血栓等并发症。应酌情抗感染及抗凝治疗。

（3）经食管电极起搏：见前述。

附录 3　电复律术

非同步电复律

（1）适应证：适用于心室颤动／无脉性室性心动过速的抢救和某些无法同步电复律的室性心动过速。

（2）操作步骤：患者仰卧。

将除颤电极板涂以专用导电糊，导电糊应均匀分布于两块电极板上。

选择非同步方式（一般开机后即为此模式）。

选择最大电量，即单相波除颤用 360 J，双相波用 200 J。

电极板位置安放："STERNUM"电极板上缘放于胸骨右侧第 2 肋间，"APEX"电极板上缘置于左腋中线第 4 肋间。电极板与皮肤紧密接触。

充电，关闭氧气。

环顾患者四周，确定操作者和周围人员与患者无直接或间接接触。

对电极板施加一定压力（3～5 kg）。

再次观察心电示波，确认有电复律指征。双手拇指同时按压放电按钮。

放电后，移开电极板，继续心肺复苏。以后根据循环恢复情况决定是否需再次电复律。

同步直流电转复

（1）适应证：适用于心房颤动、阵发性室上性心动过速、阵发性室性心动过速伴血流动力学障碍及药物治疗无效者。

（2）操作步骤：

患者仰卧；吸氧。

持续心电监护。

建立静脉通道。

做好气管插管等复苏抢救准备。

将复律方式调为同步。观察心电图示波，检查除颤器同步性能。

经静脉缓慢注入镇静剂（如地西泮、咪达唑仑等），直至患者出现神志朦胧状态，或睫毛反射消失，停止用药。

将电极板涂以导电糊，并分别放置于患者右锁骨中线第 2 肋下方及左腋中线第 4 肋间，电极板与皮肤紧密接触。

根据不同心律失常选择复律电量并充电。关闭氧气。充电完毕，周围人员离开床边。持续按住放电按钮，直至放电。

观察并记录心电图。如无效，可重复电复律（最多 3 次）。再次复律应增加电量，最大可用到双相波 200 J，单相波 360 J。

复律过程中与复律成功后，均须严密监测心律 / 心率、呼吸、血压、神志等变化。

药物分类	药物	作用特点	适应证	用药方法及剂量	注意事项	不良反应
Ⅰb类	美西律	钠通道阻滞作用	1. 症状性室性心律失常 2. 3型长 QT 综合征	每次 100～200 mg，每日 3～4 次	1. 在危及生命的心律失常患者中有使心律失常恶化的可能 2. 心源性休克、二度或三度房室传导阻滞、病态窦房结综合征者禁用	共济失调，眩晕，震颤，口齿不清，腹部不适，厌食，恶心、呕吐，腹泻
Ⅰc类	普罗帕酮	钠通道阻滞剂，轻度 β 肾上腺素能受体阻滞作用	1. 室性心律失常：室性早搏、室性心动过速 2. 室上性心律失常：室上性早搏、室上性心动过速（包括预激综合征） 3. 心房颤动/心房扑动的复律、预防复发	每次 100～200 mg，每日 3～4 次。成人处方极量：一日 900 mg，分次服用	中重度器质性心脏病、心功能不全、心肌缺血、低血压、缓慢性心律失常、室内传导障碍、肝肾功能不全者相对禁忌	1. 室内传导障碍加重，QRS 波时程延长 2. 诱发或使原有心力衰竭加重 3. 口干，舌唇麻木 4. 头痛，头晕，恶心 5. 促心律失常作用
	莫雷西嗪	主要阻滞 Na^+ 内流，降低 0 相最大上升速率和振幅，大剂量可减慢传导速度；对缺血的浦肯野纤维能降低 4 相坡度，相对延长心房及心室的有效不应期。有轻微的负性变力性和抗胆碱作用。此外，尚有轻度扩张冠状动脉作用	房性和室性心律失常	每次 150～250 mg，每 8 h 一次。极量为每日 900 mg	重度器质性心脏病、心功能不全、心肌缺血、低血压、缓慢性心律失常、室内传导障碍、肝肾功能不全者相对禁忌	1. 有轻度恶心、瘙痒、头痛、腹痛、疲乏、眩晕、视力减退等 2. 有增加室性早搏和加重室性心动过速的危险 3. 可抑制窦房结功能，加重心脏传导阻滞
Ⅱ类	β 受体阻滞剂	在受体水平阻断 β 肾上腺素能介导的交感神经效应	1. 控制心房颤动/心房扑动心室率 2. 预防心房颤动再发 3. 防止室性心动过速复发 4. 降低冠心病、心力衰竭患者猝	美托洛尔口服：每次 25～100 mg，2～4 次/日，每日最大剂量 300～400 mg 卡维地洛口服：每次 6.25～25 mg，2 次/日 阿替洛尔口服：开始	避免用于支气管哮喘、阻塞性肺部疾病、失代偿性心力衰竭、低血压、预激综合征伴心房颤动/心房扑动、窦房结功能异常、高度房室传导阻滞	1. 低血压 2. 心动过缓 3. 诱发或加重心力衰竭

类	药物	作用机制	适应证	用法用量	注意事项	不良反应
				以最大电量除颤。如循环未恢复，可再追加一次胺碘酮，150 mg 或 2.5 mg/kg 稀释后快速静脉注入。如循环未恢复，无需静脉输注胺碘酮。如循环恢复，为预防心律失常复发，可按上述治疗室性心律失常的方法给予维持量		
	伊布利特	激活缓慢内向钠电流，阻滞快成分，延迟整流性钾电流	近期发作的心房颤动/心房扑动	1. 成人体重≥60 kg 者，1 mg 稀释后静脉推注＞10 min，无效 10 min 后可重复同样剂量，最大累积剂量 2 mg 2. 成人体重＜60 kg 者，0.01 mg/kg，按上法应用。心房颤动终止则立即停用	1. 肝肾功能不全无需调整剂量 2. 用药前 QT 间期延长者（QTc＞0.44 s）不宜应用 3. 用药结束后至少心电监测 4 h 或到 QTc 间期回到基线，如出现心律不齐，应延长监测时间 4. 注意避免低血钾	室性心律失常，特别是可导致 QT 间期延长后的尖端扭转型室性心动过速
IV类	维拉帕米；地尔硫䓬	非二氢吡啶类钙通道阻滞剂，减慢房室结传导，延长房室结不应期，扩张血管，负性肌力作用	1. 控制心房颤动/心房扑动心室率 2. 室上性心动过速 3. 特发性室性心动过速（仅限于维拉帕米）	维拉帕米：2.5～5 mg 稀释后＞2 min 缓慢静脉推注。无效者每隔 15～30 min 后可再注射 5～10 mg。累积剂量可用至 20～30 mg 地尔硫䓬：15～20 mg（0.25 mg/kg）稀释后＞2 min 静脉推注。无效者 10～15 min 后可再给 20～25 mg（0.35 mg/kg）缓慢静脉推注。继之根据需要 1～5 μg/（kg·min）静脉输注	1. 除维拉帕米可用于特发性室性心动过速外，只建议用于窄 QRS 波心动过速 2. 不能用于预激综合征伴心房颤动/心房扑动、收缩功能不全性心力衰竭、伴有器质性心脏病的室性心动过速患者	1. 低血压 2. 心动过缓 3. 诱发或加重心力衰竭
	腺苷	短暂抑制窦房结频率、房室结传导、血管扩张	1. 室上性心动过速 2. 稳定的单形性宽 QRS 波心动过速的鉴别诊断及治疗	腺苷 3～6 mg 稀释后快速静脉注入，如无效，间隔 2 min 再给予 6～12 mg 快速静脉注入	1. 支气管哮喘、预激综合征、冠心病者禁用 2. 有可能导致心房颤动，应做好电复律准备 3. 在心脏移植术后，服用双嘧达莫、卡马西平，经中心静脉用药者应减量 4. 有严重窦房结和（或）房室传导功能障碍的患者不适用	1. 颜面潮红、头痛、恶心、呕吐、咳嗽、胸闷、胸部不适等，但均在数分钟内消失。由于作用时间短，不影响反复用药 2. 窦性停搏、房室传导阻滞等 3. 支气管痉挛
	毛花洋地黄苷（西地兰）	正性肌力作用，通过提高迷走神经张力减慢房室传导	1. 控制心房颤动的心室率 2. 用于终止室上性心动过速	未口服洋地黄者：首剂 0.4～0.6 mg，稀释后缓慢注射；无效可在 20～30 min 后再给 0.2～0.4 mg，最大 1.2 mg 若已经口服地高辛，第一剂一般给 0.2 mg，以后酌情追加	起效较慢，控制心室率的作用相对较弱	心动过缓。过量者可发生洋地黄中毒
	硫酸镁	细胞钠钾转运的辅助因子	伴有 QT 间期延长的多形性室性心动过速	1～2 g，稀释后 15～20 min 静脉注入。 静脉持续输注：0.5～1 g/h 持续输注	反复或延长应用时要注意血镁水平，尤其是肾功能不全患者	1. 低血压 2. 中枢神经系统毒性 3. 呼吸抑制
	阿托品	M 胆碱受体阻滞剂	窦性心动过缓、窦性停搏、房室结水平的传导阻滞（二度 I 型房室传导阻滞）	起始剂量为 0.5 mg 静脉注射，必要时重复，总量不超过 3.0 mg	青光眼、前列腺肥大、高热者禁用	1. 口干，视物模糊 2. 排尿困难
	多巴胺	具有 α、β 受体兴奋作用	用于阿托品无效或不适用的症状性心动过缓者；也可用于起搏前的过渡	2～10 μg/（kg·min）静脉输注	1. 注意避免药液外渗 2. 注意观察血压	1. 胸痛、呼吸困难 2. 外周血管收缩出现手足疼痛或手足发凉，严重者局部组织坏死 3. 血压升高
	肾上腺素	具有 α、β 受体兴奋作用	1. 心肺复苏 2. 用于阿托品无效或不适用的有症状的心动过缓患者；也可用于起搏治疗前的过渡	用于心肺复苏：1 mg 快速静脉注入，需要时 3～5 min 内可反复重复 1 mg；用于心动过缓可 2～10 μg/min 静脉输注，根据反应调整剂量	高血压、冠心病慎用	1. 心悸、胸痛、血压升高 2. 心律失常
	异丙肾上腺素	具有 β_1、β_2 受体兴奋作用	用于阿托品无效或不适用的有症状的心动过缓患者；也可用于起搏治疗前的过渡	2～10 μg/min 静脉输注，根据反应调整剂量	1. 心肌缺血、高血压慎用 2. 避免高剂量、快速静脉应用	1. 恶心、呕吐 2. 心律失常

药物分类	药物	作用特点	适应证	用药方法及剂量	注意事项	不良反应
Ib类	利多卡因	钠通道阻滞作用	血流动力学稳定的室性心动过速（不作首选）	负荷量 1～1.5 mg/kg（一般用 50～100 mg），2～3 min 内静脉注入，必要时间隔 5～10 min 可重复。但最大剂量不超过 300 mg。负荷量后继以 1～4 mg/min 静脉滴注维持	老年人、心力衰竭、心源性休克、肝或肾功能障碍时应减少用量。连续应用 24～48 h 后半衰期延长，应减少维持量	1. 语言不清 2. 意识改变 3. 肌肉搐动 4. 眩晕 5. 心动过缓 6. 低血压 7. 舌麻木
			心室颤动/无脉性室性心动过速（不作首选）	1～1.5 mg/kg 静脉推注。如果心室颤动/无脉性室性心动过速持续，每隔 5～10 min 后可再用 0.5～0.75 mg/kg 静脉推注，直到最大量为 3 mg/kg		
Ic类	普罗帕酮	钠通道阻滞剂，轻中度抑制心肌收缩力	1. 室上性心动过速	1～2 mg/kg（一般可用 70 mg），10 min 内缓慢静脉推注。单次最大剂量不超过 140 mg。无效者 10～15 min 后可重复一次，总量不宜超过 210 mg。室上性心动过速终止后即停止注射	中重度器质性心脏病、心功能不全、心肌缺血、低血压、缓慢性心律失常、室内传导障碍、肝肾功能不全者相对禁忌	1. 室内传导障碍加重，QRS 波增宽 2. 诱发或使原有心力衰竭加重 3. 口干，舌唇麻木 4. 头痛，头晕，恶心
			2. 心房颤动/心房扑动的复律	转复心房颤动：2 mg/kg 稀释后静脉推注 > 10 min，无效可在 15 min 后重复，最大量 280 mg		
II类	美托洛尔；艾司洛尔	β受体阻滞剂。拮抗循环中儿茶酚胺作用，降低心率、房室结传导和血压，有负性变力作用	1. 窄 QRS 波心动过速 2. 控制心房颤动/心房扑动心室率 3. 多形性室性心动过速、反复发作单形性室性心动过速	美托洛尔：首剂 5 mg，5 min 缓慢静脉注入。如需要，间隔 5～15 min，可再给 5 mg，直到取得满意的效果，总剂量不超过 10～15 mg（0.2 mg/kg）艾司洛尔：负荷量 0.5 mg/kg，1 min 静脉注入，继以 50 μg/（kg·min）静脉维持，疗效不满意，间隔 4 min，可再给 0.5 mg/kg，静脉注入，静脉维持剂量可以 50～100 μg/（kg·min）的间距逐渐递增，最大静脉维持剂量可至 300 μg/（kg·min）	避免用于支气管哮喘、阻塞性肺部疾病、失代偿性心力衰竭、低血压、预激综合征伴心房颤动/心房扑动患者	1. 低血压 2. 心动过缓 3. 诱发或加重心力衰竭
III类	胺碘酮	多离子通道阻滞剂（钠通道、钙通道、钾通道阻滞，非竞争性α和β阻滞作用）	1. 室性心律失常（血流动力学稳定的单形性室性心动过速，不伴 QT 间期延长的多形性室性心动过速）2. 心房颤动/心房扑动、房性心动过速的转复及	负荷量 150 mg，稀释后 10 min 静脉注入，继之以 1 mg/min 静脉维持输注，若需要，间隔 10～15 min 可重复负荷量 150 mg，稀释后缓慢静脉注入，静脉维持剂量根据心律失常情况，酌情调整，24 h 最大静脉用量不超过 2.2 g 亦可按如下用法：负荷量 5 mg/kg，0.5～1 h 静脉输注，继之 50 mg/h 静脉输注	1. 不能用于 QT 间期延长的尖端扭转型室性心动过速患者 2. 低血钾、严重心动过缓时易出现促心律失常作用	1. 低血压 2. 心动过缓 3. 静脉炎 4. 肝功能损害

				6. 控制需治疗的窦性心动过速 7. 症状性早搏	10 ～ 30 mg, 3 ～ 4次 / 日, 每日最大剂量 200 mg	
Ⅲ类	胺碘酮	多离子通道阻滞剂（钠通道、钙通道、钾通道阻滞, 非竞争性 α 和 β 受体阻滞作用）	1. 室性心律失常（血流动力学稳定的单形性室性心动过速, 不伴 QT 间期延长的多形性室性心动过速） 2. 心房颤动 / 心房扑动、房性心动过速	胺碘酮口服 200 mg, 3 次 / 日, 连续服用 1 ～ 2 周, 其后减量至 200 mg, 2 次 / 日, 连续服用 1 ～ 2 周, 其后维持 100 ～ 300 mg/d	1. 不能用于 QT 间期延长的尖端扭转型室性心动过速患者 2. 避免用于窦房结功能异常、二度或三度房室传导阻滞患者 3. 低血钾、严重心动过缓时易出现促心律失常作用 4. 避免用于甲状腺功能异常患者 5. 服药前应检查肝功能、甲状腺功能、胸部 X 线片 6. 胺碘酮可增加地高辛、环孢素、华法林血药浓度。胺碘酮增加他汀类药物发生横纹肌溶解的作用	1. 甲状腺功能减低或亢进 2. 光敏感现象 3. 肝功能损害 4. 神经毒性导致的步态异常 5. 肺间质纤维化
	索他洛尔	兼有钾通道阻滞和 β 肾上腺素能阻滞作用	1. 心房颤动 / 心房扑动 2. 室性心律失常	索他洛尔口服每次 80 ～ 120 mg, 2 次 / 日	1. 避免用于中度以上肾功能不全患者 2. 避免用于 NYHA 心功能 Ⅲ 级及以上患者 3. 用药前 QT 间期延长者（QTc > 0.50 s）不宜应用	促心律失常作用, 特别是致 QT 间期延长的尖端扭转型室性心动过速
Ⅳ类	维拉帕米；地尔硫䓬	非二氢吡啶类钙通道阻滞剂, 减慢房室结传导, 延长房室结不应期, 减慢窦性频率, 抑制触发激动	1. 控制心房颤动 / 心房扑动心室率 2. 特发性室性心动过速（仅限于维拉帕米）	维拉帕米：每次 40 ～ 160 mg, 3 次 / 日。地尔硫䓬：每次 30 ～ 60 mg, 每天 3 ～ 4 次, 每日最大剂量 360 mg	1. 避免用于心力衰竭、症状性心动过缓患者 2. 不能用于预激综合征伴心房颤动 / 心房扑动患者	1. 低血压 2. 心动过缓 3. 诱发或加重心力衰竭 4. 消化系统：厌食、便秘、腹泻、味觉障碍、消化不良、口渴、呕吐

心脏康复

第一节　心血管疾病（CVD）一级预防

1. 什么是心血管疾病一级预防？

心血管疾病（CVD）一级预防是指在 CVD 事件发生之前，通过控制吸烟、高血压、血脂异常和糖尿病等 CVD 的主要危险因素，降低 CVD 临床事件发生风险的预防措施。实践证明，一级预防措施可有效延缓或避免 CVD 事件发生，从而降低 CVD 的发病率和死亡率。研究显示，西方国家 CVD 死亡率下降的 40% ～ 70% 归因于危险因素控制。

2. CVD 一级预防中生活方式干预的重要性有哪些？

健康生活方式是预防 CVD 危险因素发生发展和临床事件发生的上游措施，是 CVD 预防的基石。根据

...哪些?

口老龄化和不良生活方式流行，具有高血压、高胆固醇血症和糖尿病等危险因素的患者人数快速增加。这些患者除需生活方式干预外，大部分需药物治疗，增加这些患者对 CVD 危险因素的知晓率、治疗率和控制率是 CVD 一级预防的关键。

高血压是导致我国居民 CVD 发病和死亡增加的首要且可改变的危险因素，约 50% 的 CVD 发病和 20% 的 CVD 死亡归因于高血压。虽然我国高血压防治已取得长足进步，但最新调查数据仍显示我国 ≥ 18 岁成人高血压加权患病率为 23.2%，估计现患人数 2.45 亿，而仅 46.9% 的人知晓，40.7% 服用降压药，15.3% 血压得到控制。特别是 35 ～ 44 岁人群已有 15.0% 患高血压，但其知晓、治疗和控制率仅为 31.7%、24.5% 和 9.9%。此外，血压水平处于 130 ～ 139/80 ～ 89 mmHg 者在我国人群中的比例高达 23.2%，他们中的中青年患者 15 年内将有 2/3 发展为高血压，其 CVD 发病风险是血压维持在 < 130/80 mmHg 者的 3.01 倍。可见对高血压的防控力度仍需进一步提高，特别是对中青年人群的早期防治对降低 CVD 的长期风险至关重要。

近 20 年来，我国成人的血脂异常患病率和患病人数明显增加。根据 2010—2013 年的中国居民营养与健康状况监测研究显示，我国 ≥ 18 岁人群血脂异常患病率高达 40.4%。最新研究显示，我国人群与 ASCVD 关系最为密切的低密度脂蛋白胆固醇（LDL-C）水平显著升高，LDL-C ≥ 4.14 mmol/L 者达 8.1%，LDL-C ≥ 3.4 mmol/L 者达 26.3%，仅 39% 的人群 LDL-C 处于理想水平（≤ 2.6 mmol/L）。然而，目前我国 ≥ 18 岁人群血脂异常知晓率、治疗率和控制率仅为 31%、19.5% 和 8.9%。

糖尿病不仅是 CVD 的独立危险因素，而且因糖尿病患者一旦发生动脉粥样硬化，其病变弥漫复杂，预后差，因此近期国内外指南都将糖尿病患者列为 CVD 的高危人群。2013 年我国 ≥ 18 岁成人糖尿病患病率为 10.9%，估计患病人数 1.03 亿，是 1980 年患病人数的 5 倍，而糖尿病患者中，仅 36.5% 知晓，32.2% 服用降糖药物，接受治疗的患者中，血糖控制率为 49.2%。

即使在 CVD 高危人群，一级预防的现况也不容乐观。2014—2016 年开展的全国七大区域 39 个社区的横断面调查显示，10 年 CVD 风险大于 10% 的 ≥ 45 岁女性中，降压和降脂治疗率分别为 44.4% 和 10.2%，而男性更低，分别为 36.3% 和 6.3%。虽然女性治疗率略好于男性，但控制率显著低于男性。

综上所述，我国人群以 ASCVD 为主的 CVD 发病率和死亡率持续上升。虽然一些不良生活方式的流行和危险因素的防控有所改善，但距离健康中国的规划目标仍有明显差距，CVD 一级预防面临巨大挑战。倡导全民健康生活方式应是预防 CVD 的基本策略，同时需进一步规范高血压、血脂异常和糖尿病等危险因素的检出、诊断和治疗，提升知晓率、治疗率和控制率。生活方式干预和危险因素防控是 CVD 一级预防的核心，也是 CVD 防控体系的关键。

4. CVD 一级预防的总体建议是什么？

见表 4-1。

表 4-1　CVD 一级预防的总体建议

推荐建议	推荐类别	证据等级
1. 通过多学科合作控制 CVD 危险因素	I	A
2. 通过医患沟通确定适当的干预策略	I	B
3. 评估与患者健康相关的社会相关因素，保证 CVD 预防干预措施能够执行	I	B

5. CVD 发病风险评估的推荐建议是什么？

见表 4-2。

表 4-2 CVD 发病风险评估的推荐建议

推荐建议	推荐类别	证据等级
1. 总体发病风险评估是 CVD 一级预防决策的基础	I	B
2. 对 20 ~ 75 岁个体，推荐采用基于我国人群长期队列研究建立的"中国成人心血管病一级预防风险评估流程"进行发病风险评估和危险分层： （1）糖尿病（年龄 ≥ 40 岁）或 LDL-C ≥ 4.9 mmol/L（或 TC ≥ 7.2 mmol/L）或慢性肾脏病（CKD）3/4 期直接列为高危 （2）不符合高危条件者评估 ASCVD 和总 CVD 的 10 年发病风险 （3）55 岁以下 10 年发病风险为中危的个体应关注心血管余生风险	I	B
3. 对 10 年发病风险为中危的个体，应考虑结合风险增强因素决定干预措施	IIa	B

6. 如何进行 CVD 发病风险评估？

总体发病风险评估是 CVD 一级预防决策的基础。发病风险评估应在启动干预措施之前进行，依据总体发病风险评估和危险分层采取不同强度的干预措施是危险因素防控的核心策略（Ⅰ类推荐，B 级证据）。指南推荐采用基于我国人群长期队列研究数据建立的"中国成人心血管疾病一级预防风险评估流程（图 4-1）"评估 CVD 发病风险（Ⅰ类推荐，B 级证据）。评估流程分为三步：

第一步：检出直接列为高危的个体。糖尿病（≥ 40 岁）或 LDL-C ≥ 4.9 mmol/L［或总胆固醇（TC）≥ 7.2 mmol/L］或慢性肾脏病（CKD）3/4 期的患者直接列为 CVD 高危人群，不需再进行 10 年和余生风险评估。

符合下列任意条件者，可直接列为CVD高危
①年龄≥40岁的糖尿病患者
②LDL-C≥4.9 mmol/L或TC≥7.2 mmol/L
③CKD 3/4期

不符合者，评估10年ASCVD和CVD发病风险

10年ASCVD发病风险

危险因素* (个)		血清胆固醇水平分层(mmol/L)		
		3.1≤TC<4.1 或1.8≤LDL-C<2.6	4.1≤TC<5.2 或2.6≤LDL-C<3.4	5.2≤TC<7.2 或3.4≤LDL-C<4.9
无高血压	0～1	低危 (<5%)	低危 (<5%)	低危 (<5%)
	2	低危 (<5%)	低危 (<5%)	中危 (5%～9%)
	3	低危 (<5%)	中危 (5%～9%)	中危 (5%～9%)
有高血压	0	低危 (<5%)	低危 (<5%)	低危 (<5%)
	1	低危 (<5%)	中危 (5%～9%)	中危 (5%～9%)
	2	中危 (5%～9%)	高危 (≥10%)	高危 (≥10%)
	3	高危 (≥10%)	高危 (≥10%)	高危 (≥10%)

10年CVD发病风险

CVD高危：
① 正常高值血压
　+3个危险因素
② 高血压1级
　+2个危险因素
③ 高血压2级及以上
　+ 1个危险因素
其他情况分层同
ASCVD

10年发病风险为中危且年龄<55岁者，评估余生风险

具有以下任意2项及以上危险因素者，定义为CVD余生风险高危
· 收缩压≥160 mmHg或舒张压≥100 mmHg
· 非-HDL-C≥5.2 mmol/L（200 mg/dl）
· HDL-C<1.0 mmol/L（40 mg/dl）
· BMI≥28 kg/m²
· 吸烟

*危险因素包括吸烟、低HDL-C及男性≥45岁或女性≥55岁。1 mmHg=0.133 kPa。表中危险因素水平均为干预前水平。CVD，心血管病；ASCVD，动脉粥样硬化性心血管疾病；CKD，慢性肾脏病；BMI，体重指数；HDL-C，高密度脂蛋白胆固醇；LDL-C，低密度脂蛋白胆固醇；TC，总胆固醇

图 4-1　中国成人心血管病一级预防风险评估流程图

　　第二步：评估 10 年发病风险。对于不符合直接列为高危条件的个体，建议按流程分别评估 ASCVD 和总 CVD 的 10 年发病风险（Ⅰ类推荐，B 级证据）。10 年 ASCVD 发病风险评估延用《中国成人血脂异常防治指南（2016 年修订版）》方案。该方案将 LDL-C 或 TC 水平和高血压作

为危险分层的重要参数，同时结合吸烟、低高密度脂蛋白胆固醇（HDL-C）及男性 > 45 岁或女性 > 55 岁 3 个 ASCVD 危险因素的个数分成 21 种组合，并按照不同组合的 10 年 ASCVD 发病平均危险按 < 5%、5% ~ 9% 和 ≥ 10% 分别定义为低危、中危和高危。40 岁以下糖尿病患者年龄较轻，病程较短，糖尿病本身相关的 ASCVD 风险不高，因此可直接依据上述危险因素的组合情况进行 10 年 ASCVD 发病风险分层。10 年 ASCVD 发病风险分层主要用于指导调脂及降糖治疗和阿司匹林的使用（阿司匹林的使用需结合风险增强因素），而在决定降压治疗策略时，还需考虑包括 ASCVD 和出血性卒中在内的总 CVD 发病风险。血压为正常高值 [收缩压（SBP）/ 舒张压（DBP）130 ~ 139/85 ~ 89 mmHg] 且合并吸烟、低 HDL-C 及男性 > 45 岁或女性 > 55 岁 3 个危险因素；高血压 1 级合并上述 3 个危险因素中的 2 个；或高血压 2 级及以上合并上述 3 个危险因素中任何 1 个时，总 CVD 的 10 年发病风险 > 10%，评为高危。其他情况下总 CVD 风险分层与 ASCVD 的风险分层一致。

第三步：评估余生风险。10 年 CVD 发病风险为中危且年龄 < 55 岁人群应进行 CVD 余生（终生）风险的评估，以识别中青年群体中 CVD 余生风险为高危的个体。如果具有以下任意 ≥ 2 个危险因素者，其 CVD 余生风险为高危：① SBP ≥ 160 mmHg 或 DBP ≥ 100 mmHg；②非 -HDL-C ≥ 5.2 mmol/L（200 mg/dl）；③ HDL-C < 1.0 mmol/L（40 mg/dl）；④体重指数（BMI）≥ 28 kg/m²；⑤吸烟。

7. 如何进行生活方式干预?

（1）合理膳食的推荐建议是什么?

见表 4-3。

表 4-3　合理膳食的推荐建议

推荐建议	推荐类别	证据等级
1. 强调新鲜蔬菜、水果、豆类、坚果、全谷物和鱼类的摄入以减少 CVD 风险	I	B
2. 限制过高胆固醇摄入有助于降低 ASCVD 风险	Ⅱa	B
3. 用不饱和脂肪代替饱和脂肪有助于降低 ASCVD 风险	Ⅱa	B
4. 应避免摄入反式脂肪（酸），以减少 ASCVD 风险	Ⅲ	B
5. 限制过多钠摄入（每日食盐不超过 5 g）有助于降低 CVD 风险	Ⅱa	B
6. 适量的碳水化合物摄入供给每日能量 50%～55%，有助于降低 ASCVD 风险	Ⅱa	B

（2）身体活动的推荐建议是什么?

见表 4-4。

表 4-4　身体活动的推荐建议

推荐建议	推荐类别	证据等级
1. 成人每周应进行至少 150 min 中等强度身体活动或 75 min 高强度锻炼（或等效的中等强度与高强度身体活动组合），以降低 CVD 风险	I	B

推荐建议	推荐类别	证据等级
2. 对于因疾病或身体状态等无法达到上述推荐活动量的成人，低于推荐量的中等或高强度身体活动，也有助于降低 CVD 风险	Ⅱa	B
3. 减少静态生活方式可能有助于降低 CVD 风险	Ⅱa	B

（3）控制体重的推荐建议是什么？

见表 4-5。

表 4-5　控制体重的推荐建议

推荐建议	推荐类别	证据等级
超重和肥胖者，推荐采用限制热量摄入、增加身体活动等综合管理措施减轻并维持体重，以降低 CVD 风险	Ⅰ	B

（4）戒烟推荐建议是什么？

见表 4-6。

表 4-6　戒烟推荐建议

推荐建议	推荐类别	证据等级
1. 成人及青少年应禁止吸烟，以减少 CVD 及死亡风险	Ⅲ	B
2. 成人及青少年应避免二手烟暴露，以降低 CVD 风险	Ⅲ	B
3. 已吸烟者应尽早戒烟，以降低 CVD 及死亡风险	Ⅲ	B

（5）酒精摄入量的推荐建议是什么？

见表 4-7。

表 4-7　酒精摄入量的推荐建议

推荐建议	推荐类别	证据等级
避免饮酒，以减少 CVD 及死亡风险	Ⅲ	B

（6）健康睡眠有何重要性？

睡眠与心血管风险之间关系密切。健康睡眠包括充足的睡眠时间和良好的睡眠质量两个方面。既往有大量观察性研究及汇总分析显示失眠与 CVD 发病率和死亡率增加相关。睡眠时间过短显著增加高血压、CAD 及心力衰竭的风险；而保持 7～8 h 充足的睡眠时间、良好的睡眠质量的人群 CVD 风险明显降低。

（7）健康心理状态有何重要性？

抑郁、焦虑、暴怒、创伤后应激障碍等精神心理异常与 CVD 发生有关。保持乐观情绪，有助于维持心血管健康。良好的精神心理状态，还有助于降低 CVD 发病及死亡风险。

8. CVD 一级预防中高血压的管理措施有哪些？

（1）降低血压的生活方式的推荐建议

见表 4-8。

表 4-8　降低血压的生活方式的推荐建议

推荐建议	推荐类别	证据等级
1. 新鲜蔬菜、水果、豆类、坚果、全谷类和鱼类的摄入有助于降低血压	I	A
2. 减少钠盐摄入，每人每日食盐摄入量逐步降至＜ 5 g	I	B
3. 控制体重，使 BMI ＜ 24 kg/m²；腰围：男性＜ 90 cm；女性＜ 85 cm	I	B
4. 成人每周应进行至少 150 min 中等强度身体活动或 75 min 高强度锻炼（或等效的中等强度与高强度身体活动组合）	I	A
5. 避免饮酒有助于降低血压	III	B

（2）限制饮酒与血压的关系？

限制饮酒与血压下降显著相关，并具有明显的量效关系，在酒精摄入量大的高血压患者（每日酒精摄入＞24 g），减少酒精摄入量显著降低血压。酒精摄入量平均减少 67%，SBP 下降 3.31 mmHg，DBP 下降 2.04 mmHg。目前有关少量饮酒有利于心血管健康的证据尚不足，相关研究表明，即使少量饮酒的人，减少酒精摄入量也能改善心血管健康，减少 CVD 风险。但对于血压处于正常高值且有饮酒习惯的人群，减少饮酒量并不能降低这组人群高血压的发生率。

建议高血压患者不饮酒。如饮酒，每日酒精摄入量男性不超过 25 g，女性不超过 15 g。

9. CVD 一级预防中高血压的药物治疗推荐建议有哪些?

见表 4-9。

表 4-9　CVD 一级预防中高血压的药物治疗推荐建议

推荐建议	推荐类别	证据等级
1. 在改善生活方式基础上，根据高血压患者的总体风险水平决定给予降压药物，降低心血管并发症和死亡的总风险	I	A
2. 血压超过 140/90 mmHg 的 CVD 高危高血压患者，应启动降压药物治疗	I	A
3. 血压超过 140/90 mmHg 的 CVD 低、中危高血压患者，应考虑启动降压药物治疗	IIa	A
4. 血压在 130 ～ 139/85 ～ 89 mmHg 且合并糖尿病和（或）CKD 3/4 期的高危患者，可考虑启动降压药物治疗	IIb	C
5. 建议一般高血压患者的最佳血压目标为 < 130/80 mmHg；基本血压目标为 < 140/90 mmHg	I	A
6. 糖尿病患者的降压目标为 < 130/80 mmHg	I	A
7. 高龄老年高血压患者的血压目标可考虑为 < 140/90 mmHg	IIb	B
8. 利尿剂、β 受体阻滞剂、钙通道阻滞剂、血管紧张素转化酶抑制剂和血管紧张素受体阻滞剂均可作为降压治疗的初始选择	I	A

10. CVD 一级预防中血脂管理的推荐建议有哪些?

（1）血脂检测的推荐建议

见表 4-10。

表 4-10　血脂检测的推荐建议

推荐建议	推荐类别	证据等级
1. 采取空腹状态下静脉血检测血脂	I	C
2. TC 应作为评估 ASCVD 风险的指标	I	C
3. HDL-C 应作为评估 ASCVD 风险的指标	I	C
4. LDL-C 应作为评估 ASCVD 风险的指标和降脂治疗靶点	I	C
5. TG 应作为风险增强因素用于部分患者 ASCVD 风险的评估	I	C
6. 非 HDL-C：作为 ASCVD 风险评估指标和干预靶点，特别是合并高 TG、糖尿病、肥胖及 LDL-C 极低的极高危患者	I	C
7. ApoB100 作为致动脉粥样硬化脂蛋白颗粒的可靠检测指标，在合并高 TG、糖尿病、肥胖及 LDL-C 极低患者中，优于非 HDL-C 作为 ASCVD 危险预测和干预指标，可替代 LDL-C	I	C
8. Lp（a）：成人一生中应考虑至少测定一次 Lp（a）以发现极高 Lp（a）水平的人群，Lp（a）> 180 mg/dl 的患者 ASCVD 风险相当于家族性高胆固醇血症（FH）杂合子	IIa	C
9. 有早发 CAD 家族史的患者应检测 Lp（a），对于中危患者检测 Lp（a），作为风险增强因素	IIa	C

（2）胆固醇目标值推荐建议

见表4-11。

表4-11　胆固醇目标值推荐建议

建议	LDL-C 目标	非 HDL-C 目标	推荐类别	证据等级
1. 糖尿病合并 ASCVD 高风险	＜ 1.8 mmol/L（70 mg/dl）或较基线下降＞ 50%	＜ 2.6 mmol/L（100 mg/dl）	I	A
2. 非糖尿病的 ASCVD 高危患者	＜ 2.6 mmol/L（100 mg/dl）	＜ 3.4 mmol/L（130 mg/dl）	I	A
3. ASCVD 中危患者	＜ 2.6 mmol/L（100 mg/dl）	＜ 3.4 mmol/L（130 mg/dl）	I	A
4. ASCVD 低危患者	＜ 3.4 mmol/L（130 mg/dl）	＜ 4.2 mmol/L（160 mg/dl）	II a	B

* 糖尿病合并 ASCVD 高风险指年龄≥ 40 岁的糖尿病，或 20 ～ 39 岁的糖尿病患者且 ASCVD 总体发病风险为高危（见 CVD 风险评估）

（3）ASCVD 一级预防中的饮食降脂治疗推荐建议

见表4-12。

表4-12　ASCVD 一级预防中的饮食降脂治疗推荐建议

推荐建议	推荐类别	证据等级
1. 应考虑采用不饱和脂肪酸（植物油）替代饱和脂肪酸（动物油、棕榈油等）来降低血清胆固醇水平	II a	A
2. 避免摄入反式脂肪（氢化植物油等）	III	A

推荐建议	推荐类别	证据等级
3. ASCVD 中低危人群应考虑限制食物胆固醇（＜300 mg/d）	Ⅱa	B
4. ASCVD 高危人群或合并高 TC 血症患者应该考虑限制摄入胆固醇＜200 mg/d	Ⅱa	B

（4）CVD 一级预防降胆固醇药物治疗推荐建议见表 4-13 和 4-14。

表 4-13　CVD 一级预防降胆固醇药物治疗推荐建议

推荐建议	推荐类别	证据等级
1. 所有 ASCVD 中高危患者均需生活方式干预	Ⅰ	B
2. 中等强度他汀作为降脂达标的起始治疗	Ⅰ	A
3. 中等强度他汀治疗 LDL-C 不能达标者，联合依折麦布治疗	Ⅰ	B
4. LDL-C ＞ 4.9 mmol/L，且合并其他心血管危险因素的患者，中等强度他汀联合依折麦布不能达标者，应考虑联合 PCSK9 单克隆抗体治疗	Ⅱa	B
5. 不能耐受他汀的 ASCVD 中/高危患者应考虑使用依折麦布治疗	Ⅱa	C
6. 不能耐受他汀的 ASCVD 高危患者，可考虑使用 PCSK9 单克隆抗体治疗	Ⅱb	C
8. 非透析 CKD 患者应考虑使用中等强度他汀或他汀联合依折麦布治疗	Ⅱa	B
9. 不建议持续透析的 CKD 患者使用他汀预防 ASCVD	Ⅲ	A

表4-14 不同他汀剂量、非他汀、他汀联合非他汀降脂强度

低强度降脂治疗 降低LDL-C < 30%	中等强度降脂治疗 降低LDL-C 30%~49%	高强度降脂治疗 降低LDL-C 50%~60%	超高强度降脂治疗 降低LDL-C > 60%
辛伐他汀 10mg	阿托伐他汀 10~20mg	阿托伐他汀 40~80mg	阿托伐他汀 40~80mg+依折麦布
普伐他汀 10~20mg	瑞舒伐他汀 5~10mg	瑞舒伐他汀 20mg	瑞舒伐他汀 20mg+依折麦布
洛伐他汀 10~20mg	辛伐他汀 20~40mg	辛伐他汀 20~40mg+依折麦布	中等剂量他汀+PCSK9单克隆抗体
氟伐他汀 40mg	普伐他汀 40mg	普伐他汀 40mg+依折麦布	依折麦布+PCSK9单克隆抗体
匹伐他汀 1mg	洛伐他汀 40mg	洛伐他汀 40mg+依折麦布	
血脂康 1.2g	氟伐他汀 XL 80mg	氟伐他汀 80mg+依折麦布	
依折麦布 10mg	匹伐他汀 2~4mg	匹伐他汀 2~4mg+依折麦布	
	辛伐他汀 10mg+依折麦布	阿托伐他汀 10~20mg+依折麦布	
	普伐他汀 20mg+依折麦布	瑞舒伐他汀 5~10mg+依折麦布	
	洛伐他汀 20mg+依折麦布	PCSK9单克隆抗体	
	氟伐他汀 40mg+依折麦布		
	匹伐他汀 1mg+依折麦布		
	血脂康 1.2g+依折麦布		

11. TG 管理与 ASCVD 一级预防推荐建议有哪些?

见表 4-15。

表 4-15　TG 管理与 ASCVD 一级预防推荐建议

推荐建议	推荐类别	证据等级
1. ASCVD 高危人群接受中等剂量他汀治疗后如 TG > 2.3 mmol/L，应考虑给予大剂量二十碳五烯酸（IPE）2 g bid 进一步降低 ASCVD 发病风险	Ⅱa	B
2. ASCVD 高危人群接受中等剂量他汀治疗后如 TG > 2.3 mmol/L，应该考虑给予非诺贝特进一步降低 ASCVD 发病风险	Ⅱa	B

12. CVD 一级预防 2 型糖尿病管理推荐建议有哪些?

见表 4-16。

表 4-16　CVD 一级预防 2 型糖尿病管理推荐建议

推荐建议	推荐类别	证据等级
1. 2 型糖尿病成年患者，建议采用有益心血管健康的饮食模式，改善血糖、控制体重及其他 ASCVD 危险因素	Ⅰ	A
2. 2 型糖尿病成年患者，每周应进行至少 150 min 中等强度身体活动或 75 min 高强度锻炼，改善血糖、体重控制及其他 ASCVD 危险因素	Ⅰ	A
3. 2 型糖尿病成年患者，启动生活方式干预并启用二甲双胍作为一线治疗以改善血糖控制及降低 ASCVD 发病风险	Ⅱa	B

续表

推荐建议	推荐类别	证据等级
4. 合并其他 ASCVD 危险因素的 2 型糖尿病成年患者，在改善生活方式和二甲双胍治疗的基础上，即便血糖已经控制，也可以考虑选择钠-葡萄糖共转运蛋白 2（SGLT-2）抑制剂以降低 ASCVD 发病风险	Ⅱb	B
5. 合并其他 ASCVD 危险因素的 2 型糖尿病成年患者，在改善生活方式和二甲双胍治疗的基础上，即便血糖已经控制，也应考虑选择胰高糖素样肽 -1（GLP-1）受体激动剂以降低 ASCVD 发病风险	Ⅱa	B

13. CVD 一级预防阿司匹林的使用推荐建议有哪些?

见表 4-17。

表 4-17　CVD 一级预防阿司匹林的使用推荐建议

推荐建议	推荐类别	证据等级
1. 对于具有 ASCVD 高风险且合并至少一项风险增强因素，但无高出血风险的 40 ~ 70 岁的患者，可考虑应用低剂量阿司匹林（75 ~ 100 mg/d）作为 ASCVD 的一级预防	Ⅱb	A
2. 对于 ASCVD 中低危的个体，不推荐采用低剂量阿司匹林进行 ASCVD 一级预防	Ⅲ	A
3. 对于年龄＜ 40 岁或＞ 70 岁的患者，不推荐低剂量阿司匹林（75 ~ 100 mg/d）用于 ASCVD 的一级预防	Ⅲ	B
4. 对于具有高出血风险的患者，不建议低剂量阿司匹林（75 ~ 100 mg/d 口服）用于 ASCVD 的一级预防	Ⅲ	C

第二节　心脏康复及二级预防

1. 什么是心脏康复?

心脏康复是指应用药物、运动、营养、精神心理及行为干预戒烟限酒五大处方综合性医疗措施,使心血管疾病患者获得正常或者接近正常的生活状态,降低再发心血管事件和猝死风险,尽早恢复体力和回归社会。心脏康复融合了心血管医学、运动医学、营养医学、心身医学和行为医学等多学科交叉领域,为心血管疾病患者在急性期、恢复期、维持期以及整个生命过程中提供生物-心理-社会综合医疗干预和风险控制,涵盖心血管事件发生前预防和发生后治疗与康复,是心血管疾病全程管理和全生命周期健康服务的重要组成部分。

2. 心脏康复的具体内容包括哪些?

心脏康复的具体内容包括:①心血管综合评估:包括对疾病状态、心血管危险因素、生活方式、社会心理因素和运动风险的综合评价,是实施心脏康复的前提和基础。②二级预防循证用药:遵循心血管指南,使用有证据的药物。③健康生活方式医学干预:改变不健康生活方式,适度运动、戒烟、限酒、合理饮食,促进危险因素控制达标;促进动脉粥样硬化斑块稳定和侧支循环形成。④管理社会心理因素:落实双心医学模式,关注精神心理状态和睡眠质量，提高生命质量，促进患者回归社会。

3. 心脏康复如何分期?

2013 年《中国冠心病康复与二级预防中国专家共识》将冠心病康复分为 3 期：院内康复期（Ⅰ期）、院外早期康复或门诊康复期（Ⅱ期）和社区/家庭长期康复期（Ⅲ期）。每期康复都要遵循安全性原则，循序渐进达到预期康复目标，实现运动能力逐渐恢复，满足日常生活能力和恢复社会职业活动。

4. 心血管综合评估的意义是什么?

制定心脏康复处方前首先需要对患者进行心血管综合评估。心血管综合评估是患者危险分层的重要依据，是制定个体化心脏康复处方的数据基础，是运动风险控制和心脏康复质量控制的关键措施。

5. 心血管综合评估的时间在何时?

按照康复接触时间分为初始评估、康复治疗 30 日、60 日和 90 日评估，此后每 3 个月进行再评估，1 年后每 12 个月进行心血管综合评估。

6. 心血管综合评估内容是什么?

①临床资料评估；②危险因素评估；③营养状态；④精神心理；⑤睡眠评估；⑥运动能力评估。

7. 心血管疾病危险因素评估的内容是什么?

（1）肥胖评估：测量患者的身高、体重、腹围，计算体重指数（BMI），了解患者是否存在超重（BMI 24.0～27.9 kg/m²）或肥胖（BMI ≥ 28 kg/m²），是否有腹型肥胖（腰围：男 ≥ 90 cm，女 ≥ 85 cm）。

（2）血糖评估：问诊患者是否患有糖尿病，对确诊糖尿病患者了解血糖控制以及并发症情况，检测空腹血糖水平和糖化血红蛋白、尿微量白蛋白及 24 h 尿蛋白、眼底情况等；对于无糖尿病患者，应进行糖耐量试验和检测糖化血红蛋白，评估患者是否存在糖耐量异常。

（3）高血压评估：问诊高血压病史，应用标准血压计测量坐位、站立位 1 min 和 3 min 双上肢血压；明确诊断高血压的患者，检测患者诊所血压和家庭自测血压，必要时采用 24 h 动态血压评估高血压治疗是否达标，评估合并危险因素和有无靶器官损害。

（4）血脂评估：患者应每年检测空腹血脂四项 1 次，根据危险分层确定血脂达标值（高危：LDL-C ≤ 2.6 mmol/L，极高危：LDL-C < 1.8 mmol/L），用于评价患者的血脂状态和调脂治疗效果。

（5）吸烟评估：通过问诊了解患者是否吸烟，吸烟支数和年数，了解戒烟意愿，通过《FTND 烟草依赖度量表》评价患者的烟草依赖程度，对不吸烟者需了解是否有二手烟接触史。对已戒烟患者了解戒烟时间，是否有复吸经历，对戒烟半年内的患者评估是否有戒断症状以及复吸的风险。

（6）日常体力活动评估：日常体力活动和运动耐力评估通常采用体力活动问卷。美国退伍军人特定活动问卷

（veterans specific activity questionnaire，VSAQ）可以估算患者的耐受运动量水平，VSAQ 结合患者年龄可预测受试者最大运动耐量 [最大代谢当量＝ 4.7 ＋ 0.97×VSAQ 分数－ 0.06× 年龄]（相关系数 r ＝ 0.64）。Duke 活动状态指数问卷（Duke activity status index，DASI）是常用的运动能力评估方法，适合于老年患者预测最大运动量和最大摄氧量。可按照患者体力活动问卷评估结果，结合自感劳累程度分级（rating perceived exertion，RPE）评分制定运动处方。

8. 如何进行营养状态评估?

　　目前没有统一的营养膳食结构测评量表，可使用食物频率问卷或脂肪餐问卷，也可通过记录膳食日记，了解患者每日蔬菜、水果用量，肉类、蛋白、油盐的用量，饮酒量以及家庭饮食习惯、外出就餐次数、改变饮食习惯的意愿，结合患者的运动习惯、压力状态、营养状态提供膳食指导。

9. 如何进行精神心理评估?

　　通过问诊了解患者心血管疾病症状、情绪变化和睡眠情况，初步识别患者是否存在精神心理障碍，进一步使用心理筛查自评量表进行筛查，推荐采用《患者健康问卷 -9 项（PHQ-9）》《广泛焦虑问卷 7 项（GAD-7）》联合《躯体化症状自评量表》或《患者健康问卷 15 项（PHQ-15）》。脑功能自律神经测定仪和心理量表分析软件提供客观的数据和报告，可作为补充工具。评估结果提示为重度焦虑抑郁的患者，需请精神专科会诊；评估结果为轻度或中度的患者，可给予个体化的健康教育和药物治疗。

10. 如何进行睡眠评估?

通过问诊了解患者对自身睡眠质量的评价；采用匹兹堡睡眠质量评定量表客观评价患者的睡眠质量；对高度怀疑有睡眠呼吸暂停的患者采用多导睡眠监测仪或便携式睡眠呼吸暂停测定仪了解患者夜间缺氧程度、睡眠呼吸暂停时间及次数。中度和重度睡眠呼吸暂停低通气综合征的患者需积极治疗。

11. 如何进行运动能力评估?

运动能力评估是心脏康复的重要内容，为制定个性化运动处方提供数据支持，也为运动风险提供安全底线。由于心血管疾病患者存在运动风险，基层医院可根据综合风险评估后进行危险分层。常用的有氧运动耐力评估方法有心电图运动负荷试验、心肺运动试验、6 min 步行试验等。抗阻运动常用能够完成一次最大抗阻运动（能够 1 次举起的最大重量）来评价其运动能力。基层医院心脏康复运动能力评估流程见图 4-2。

12. 心电图运动负荷试验的定义和设备类型是什么?

心电图运动负荷试验：心电图运动负荷试验指在患者逐渐增加运动量的同时观察患者心电图变化和症状，对已

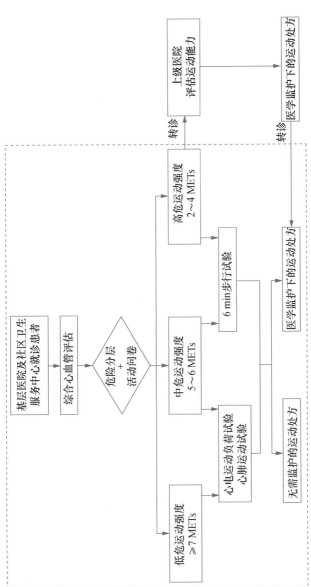

注：METs，代谢当量；虚线框表示在基层医院或社区卫生服务中心进行。

图 4-2 基层医院及社区卫生服务中心患者心脏康复运动能力评估流程

知或怀疑患有冠心病患者进行临床辅助诊断、运动能力和疗效评估的方法，其方法简便、费用低廉、无创伤和相对安全，适宜在基层医院应用。现代常用的心电图运动负荷试验有运动平板仪和功率自行车两种设备类型，运动平板仪常采用 Bruce 和改良 Bruce 等分级递增方案，功率自行车采用以 10 ～ 25 W/min 的功率连续递增方案，在运动过程中需监测患者心电图、血压、血氧饱和度和症状等，通过 RPE 观察患者的劳累程度。心电图运动负荷试验应由主治医师和护士共同完成。在试验前，医生应严格按照适应证和禁忌证筛选患者，按照不同的运动类型选择终止指征，在试验中医生和护士需严密观察患者反应，及时预防和阻止意外事件发生，一旦发生不良反应，应立即终止试验。

13. 不同类型的心电图运动负荷试验的区别有哪些?

见表 4-18。

表 4-18　不同类型的心电图运动负荷试验比较

类型	适宜人群	应用目的	终止指征	血压反应
低强度运动试验	适用于急性心肌梗死后 1 周或心功能 C 期的患者	高危患者评估运动耐量，指导运动处方指定	运动心率 < 120 次/分	正常血压反应：收缩压升高，即每增加 1 个 METs，收缩压增加 10 mmHg，舒张压不升或略下降，若出现运动中收缩压下降 > 10 mmHg 是危险信号
亚极量运动试验	适用于无症状心肌缺血患者或健康人	辅助诊断心肌缺血，低危患者评估运动耐量和疗效，指导运动处方制定	运动心率达到最大心率的 85%	

续表

类型	适宜人群	应用目的	终止指征	血压反应
症状限制运动试验	适用于急性心肌梗死后2周以上、纽约心脏病协会（NYHA）心功能Ⅰ、Ⅱ级的其他心血管疾病患者	评估患者运动耐量和疗效，确定运动风险上限，指导运动处方制定	出现胸痛或其他终止指征	

注：METs，代谢当量；1 mmHg ＝ 0.133 kPa

14. 心电图运动负荷试验的禁忌证和终止指征是什么？

（1）绝对禁忌证

- 急性心肌梗死和不稳定型心绞痛48 h内；
- 未控制的严重心律失常；
- 急性感染性心内膜炎；
- 有症状的重度主动脉瓣狭窄；
- 失代偿心力衰竭；
- 急性肺栓塞或深静脉血栓；
- 急性心肌炎或心包炎；
- 急性主动脉夹层；
- 身体残疾。

（2）相对禁忌证

- 已知冠状动脉左主干闭塞；
- 中到重度主动脉瓣狭窄；
- 严重的心律失常；
- 高度或完全性房室传导阻滞；

- 梗阻性肥厚型心肌病；
- 近期卒中或短暂性脑缺血发作；
- 精神异常不能配合；
- 血压＞ 200/110 mmHg；
- 未校正的临床情况。

（3）终止指征

- 无病理性 Q 波导联 ST 段抬高＞ 1.0 mV；
- 随运动负荷增加收缩压下降＞ 10 mmHg，运动中出现血压下降提示左主干或对等病变；
- ST 段压低＞ 1.0 mV 并伴有胸闷症状；
- 中至重度心绞痛；
- 中枢神经系统症状（如头晕、晕厥前兆和共济失调）；
- 周围血管灌注不足症状（发绀或苍白）；
- 持续性室性心动过速或其他严重心律失常，包括二或三度房室传导阻滞；
- 新发的束支传导阻滞无法与室性心动过速鉴别；
- 患者要求停止运动。

15. 心电图运动负荷试验常用参数有哪些？

心电图运动负荷试验过程可动态提供心率、血压、心律失常和运动强度等参数（表 4-19），最终测试报告提供运动耐力、运动时血压的变化、有无心肌缺血、运动是否诱发或加重心律失常，为心脏康复有氧运动训练提供运动处方制定依据，评估心脏康复疗效和判断预后。

表 4-19　心电图运动负荷试验常用参数

项目	实测值	预测值	判断标准	备注
血压反应	运动前血压 运动各阶段血压 恢复阶段血压	运动强度每升高 1 METs，收缩压升高约 10 mmHg；舒张压无变化或轻微降低	血压反应过度：收缩压男＞210 mmHg，女＞190 mmHg；舒张压运动中升高 血压反应不足：收缩压升高＜30 mmHg	高血压患者常在运动中血压反应过度
心肌缺血	运动前 ST 段 运动各阶段 ST 段 恢复阶段 ST 段	无心肌缺血改变	与运动前比较，胸前导联 ST 段压低＞2 mm，持续 1 min；或胸前导联 ST 段水平或下斜型压低＞1 mm，持续 2 min 和（或）运动中出现胸痛症状；运动后恢复期 ST 段压低≥1 mm，持续 2 min 以上	判断运动负荷试验结论：阴性、阳性或可疑阳性

注：METs 代谢当量；1 mmHg = 0.133 kPa

16. 什么是心肺运动试验？

心肺运动试验：心肺运动试验是在心电图运动负荷基础上测定运动时摄氧量（VO_2）和二氧化碳排出量（VCO_2）等多个气体代谢参数，综合分析气体代谢和血流动力学等指标，评估心肺功能储备以及全身器官系统之间相互协调的功能状态，可更准确评估个体的心肺储备功能和进行危险分层。心肺运动试验的适应证、禁忌证和终止运动的指征与心电图运动负荷试验基本相同，可参考心电图运动负荷试验相关部分。基层医生可了解常用参数正常值和生理学意义。

17. 心肺运动试验常用参数及临床意义是什么?

见表 4-20。

表 4-20　心肺运动试验常用参数及临床意义

测量参数	定义	参考值	意义
最大摄氧量（VO₂max）	指最大运动时获得的最高 O₂ 摄入，常用峰值摄氧量来代替	受年龄和性别影响，参考值为预测值的 85% 以上	表示患者的心肺功能储备和外周组织摄氧能力
无氧阈（AT）	指机体有氧代谢的运动强度上限值	AT 是可预测 VO₂max 的 50%～60%	在 AT 以下的运动持续维持有氧代谢，制定运动处方
二氧化碳排出量（VCO₂）	指呼气中 CO₂ 排出量	运动时每分通气量（VE）和 VCO₂ 紧密相关	受心搏量、血液 CO₂ 携带能力、CO₂ 在组织之间的交换等因素影响
呼吸交换率（RER）	VCO₂/VO₂ 的比值	峰值 RER ≥ 1.10，代表非常努力的运动	表示运动费力程度的判断指标
VE/VCO₂ 斜率	指 VE 与 VCO₂ 的比值，在无氧阈值时，斜率与生理性死腔有关	正常参考值 < 30，随着年龄的增加，数值会轻微增加，>40 提示预后不良	提示心血管-肺的通气和灌注之间的匹配
每搏氧耗量（O₂pulse）	是 VO₂ 与心率的比值，代表心脏每次射血的供氧能力	低强度运动时每搏氧耗量快速增加，随运动强度逐步增加，每搏氧耗量增加缓慢接近上限值，8.5～11.0 ml/（min·kg）	随着运动强度增加，每搏氧耗量曲线低平或不变化，反映心搏量降低和（或）骨骼肌氧摄取受限

18. 什么是 6 min 步行试验?

6 min 步行试验主要记录 6 min 步行距离、心率、血压、血氧和症状等,用于评价中、重度心肺疾病患者的运动耐力和心肺功能状态。多项临床研究表明 6 min 步行距离可作为重度心肺功能不全患者生存率的预测指标。

19. 6 min 步行试验操作规范与注意事项有哪些?

(1)准备工作

患者准备:穿着舒适的鞋;可携带其日常步行辅助工具(如手杖);患者知晓试验过程和目的。

医生准备:计时器、计数器、记录表、椅子和标记折返点的标记物、监测用脉氧仪、12 导联便携式心电监护和血压监护,还要准备好硝酸甘油、氧气、血压计和除颤器等急救设备。

注意事项:告知患者要尽全力步行而不是跑步;感到精疲力竭时可放慢速度或停下休息,恢复后应继续步行,患者日常服用药物不能停用;清晨或午后测试前可少许进食;试验开始前 2 h 内避免剧烈活动。

(2)规范操作

● 患者在起点处坐于椅子上休息,核查有无禁忌证,测量脉搏、血压和血氧饱和度,进行 Borg 评分等,填写记录表,设定秒表计时 6 min。

● 开始步行和计时,用规范的语言告知和鼓励患者:1 min 后:"您做得很好,还有 5 min。" 2 min 后:"再接再厉,您还有 4 min。" 3 min 后:"很好,已经一半了。" 4 min 后:"加油,您只剩 2 min 了。"

5 min 后："很好，再走 1 min 就结束。"

- 记录数据：步行距离，运动最大心率，恢复期 1 min 心率下降，运动血压，血氧饱和度，心电图 ST-T 变化，心律失常，Borg 评分，发生的事件。
- 测试前不应进行"热身"运动。
- 测试时操作者注意力要集中，不要和他人交谈。
- 全程进行 12 导联心电监护监测、血压监测和指脉氧饱和度监测。
- 应在每天的同一时间点测试，减少差异。
- 出现以下情况中止试验：①胸痛并怀疑是心绞痛；②难以忍受的呼吸困难；③下肢痉挛或腿部肌肉极端疲劳；④步态失衡；⑤面色苍白、出汗；⑥头晕或晕厥；⑦ SpO_2 下降，持续低于 85%；⑧收缩压下降 $\geq$ 20 mmHg（1 mmHg = 0.133 kPa），伴心率加快；⑨收缩压 $\geq$ 180 mmHg 或舒张压 $\geq$ 100 mmHg；⑩患者无法耐受。
- 判断标准：

  1 级：450 m 以上为心肺功能良好

  2 级：150 ~ 300 m 为心肺功能一般偏差

  3 级：300 ~ 450 m 为心肺功能一般偏好

  4 级：> 450 m 以上为心肺功能良好

20. 肌力、肌肉耐力、平衡和柔韧性的常见徒手评估方法有哪些？

肌力和肌肉耐力是运动训练的基础条件，掌握患者肌力和肌肉耐力水平，对提高患者的运动能力和心肺功能储备十分重要。肌力和肌肉耐力评估有器械评估和徒手评估，在基层医院常采用徒手肌力和肌肉耐力评估，不受设备和场地限制，简便易行。

上肢力量：30 s 内，单手屈臂举哑铃（男 2.5 kg，女 1.5 kg）次数。

下肢力量：30 s 内，从椅子坐位到完全站立起来的次数。

踏步试验：1 min 内高抬腿踏步次数。

坐-立位试验：5 次，每个动作 1 分，满分 10 分。如用手或下肢做额外支撑减 1 分。< 8 分死亡率增加 2 倍。

肩关节柔韧性：一只手越过肩，另一只手上探，两中指指尖之间最近距离。

髋关节柔韧性：坐在折叠椅上弯腰伸臂中指到脚趾距离。

移动和平衡能力：坐位——站起向前走 3 m 转身走回到椅子——坐下，记录时间。

21. 冠心病患者如何进行运动危险分层？

危险分层是心血管综合评估的重要目标之一，根据患者心血管综合评估和运动能力，对患者进行危险分层，按照危险分层推荐患者实施心脏康复的医院级别，推荐合适且安全的运动强度，确定患者在运动训练中是否需医学监护。《中国冠心病二级预防与康复专家共识》指出冠心病患者运动危险分层应分为低、中和高危 3 个等级，见表 4-21。

表 4-21　冠心病患者运动危险分层

危险分层	运动或恢复期状及心电图改变	心律失常	再血管化后并发症	心理障碍	LVEF	功能储备	血肌钙蛋白水平
低危	运动中或恢复期无症状及心电图缺血改变	无休息或运动引起心律失常	AMI 溶栓或 PCI/CABG 后血管再通，无合并症	无心理障碍，如焦虑和抑郁	> 50%	> 7 METs	正常
中危	中度运动或恢复期出现心绞痛症状或心电图缺血改变	休息或运动时未引起复杂室性心律失常	AMI 溶栓或 PCI/CABG 后无心源性休克或心力衰竭	无严重心理障碍，如焦虑和抑郁	40% ~ 50%	5 ~ 7 METs	正常
高危	低水平运动或恢复期出现心绞痛症状或心电图缺血改变	休息或运动时出现复杂室性心律失常	AMI 溶栓或 PCI/CABG 后有心源性休克或心力衰竭	有严重心理障碍，如焦虑和抑郁	< 40%	< 5 METs	升高

注：低危：需符合每一项标准，中危和高危：需符合其中一项标准。AMI，急性心肌梗死；PCI，经皮冠状动脉介入治疗；CABC，冠状动脉旁路移植术；LVEF，左心室射血分数；METs，代谢当量

22. 不同运动危险分层的冠心病患者如何进行心脏康复?

　　高危患者要转诊到三级医院进行心脏康复评估与运动训练，并需在严密的医学监护（包括血压、血氧、心电、呼吸和症状等）下进行运动康复训练。中危或低危患者可在基层医院或社区接受心脏康复评估与运动治疗，部分中危患者需在严密医学监护下进行运动康复训练，经过运动康复训练一段时间后，患者可进一步通过远程医学指导下在家庭进行运动康复训练，让患者在日常生活中建立运动康复习惯，促进心血管疾病危险因素控制。

23. 什么是 Ⅰ 期心脏康复?

　　指心血管疾病患者急性期在住院时实施的心脏康复，包括病情评估、患者健康教育、日常活动指导、心理支持和出院运动评估指导。

24. 心脏疾病患者首次康复训练的指征是什么?

　　（1）过去 8 h 内病情稳定，包括：①没有新的或再发胸痛；②无肌钙蛋白水平进一步升高；③没有出现新的心力衰竭失代偿征兆（静息时呼吸困难伴湿啰音）；④没有新的恶性心律失常或心电图动态改变。

　　（2）基础生命体征正常，包括：①静息心率 50 ～ 100 次 / 分；②静息血压 90 ～ 150/60 ～ 100 mmHg（1 mmHg ＝ 0.133 kPa）；③血氧饱和度＞ 95%。如果患者病情稳定，满足相应的临床指征，以安全优先为原则，可在床边开展日常生活能力恢复的运动训练。

25. Ⅰ期心脏康复运动治疗目标是什么?

主要康复目的为促进患者早期离床,避免卧床带来的不利影响。

26. 急性心肌梗死住院患者运动康复开始和停止的指征是什么?

(1)开始运动训练的指征:
- 过去 8 h 内没有再发胸痛,肌钙蛋白水平无进一步升高;
- 静息心率 50 ～ 100 次 / 分,静息血压 90 ～ 150/60 ～ 100 mmHg,血氧饱和度＞ 95%;
- 过去 8 h 内没有新发明显的心律失常;
- 心电图无 ST 段动态改变;
- 没有出现新发心功能失代偿表现(静息时呼吸困难伴湿啰音)。

(2)停止运动训练的指征:
- 运动时心率增加＞ 20 次 / 分;
- 与静息时比较收缩压升高＞ 40 mmHg,或收缩压下降＞ 10 mmHg;
- 脉氧饱和度＜ 95%;
- 明显的室性和房性心动过速;
- 二或三度房室传导阻滞;
- 心电图有 ST 段动态改变;
- 出现不能耐受运动的症状,如胸痛、明显气短、心悸和呼吸困难等。

27. 急性心肌梗死住院期间患者运动处方和心脏康复程序是什么？

见表4-22。

表4-22　急性心肌梗死住院期间患者运动处方和心脏康复程序

康复步骤	能量消耗	运动处方	日常生活活动	健康宣教	注意事项
第1步	1～2METs	1. 仰卧位，下肢交替抬高30°，5组/次；2. 上肢抬高时深吸气，放下时慢呼气；5组/次	床上活动，自主活动，部分依赖帮助	介绍CCU病房，消除个人紧张心理，指导睡眠，介绍康复小组及心脏康复程序	保证穿刺伤口固定，活动时不影响穿刺伤口及治疗管路
第2步	1～2METs	1. 上午坐于床边椅子上5～10 min，1次/日 2. 下午床边行走5～10 min，1次/日	下床活动，自主如厕，少部分依赖帮助	介绍冠心病危险因素及其控制措施，指导戒烟，发放宣教材料	在医学监护下活动，站立时避免直立（体位）性低血压或跌倒
第3步	2～3METs	1. 床边行走10 min，2次/日 2. 坐位八段锦5 min，1次/日	病室内活动，自主日常活动	介绍心脏解剖和功能，介绍心肌梗死发病过程，介绍2 METs的日常活动，指导饮食和日常活动	在医学监护下进行步行训练和日常生活活动
第4步	2～3METs	1. 室内行走10 min，2次/日 2. 坐位八段锦10 min，1次/日	病室内及走廊活动，自主日常活动	介绍心肌梗死后二级预防用药，介绍3 METs的日常活动，安排复诊和出院后随访，指导社会活动参与的调整与适应	在患者耐受前提下进行6 min步行试验，做好出院指导，制定门诊康复后随访计划

注：康复训练时需监测以下内容：训练时或日常活动时出现胸闷或胸痛，应立即停止活动，第2天活动量减半，或将活动计划推迟1日。METs，代谢当量；CCU，冠心病重症监护治疗病房；血氧饱和度＜95%，呼吸时静息时增加≥20次/分，呼吸≥30次/分，心率比静息心率……1 mmHg = 0.133 kPa

28. 急性心肌梗死患者出院指导内容包括哪些?

急性心肌梗死患者出院指导包括二级预防用药指导、危险因素控制目标值、定期随访计划、出院后日常活动指导以及注意事项。在保证患者安全的前提下,建议患者在出院前进行运动风险评估,提供个性化运动处方,尽早开始门诊心脏康复程序,指导患者出院后日常活动。建议患者出院后首次运动风险评估应尽早完成。

29. Ⅱ期心脏康复管理流程是什么?

门诊心脏康复管理流程包括从接诊心脏康复患者到建立康复档案,在建立档案过程中完成心血管综合评估并进行危险分层,按照危险分层选择运动能力测试方法,根据运动能力测试结果制定运动处方,遵循运动处方完成3～6个月的运动训练计划,部分高危患者需转诊到上级医院进行心脏康复,病情稳定后再转回基层医院进行门诊康复(图4-3)。

30. Ⅱ期心脏康复门诊心脏康复路径的内容是什么?

门诊心脏康复路径:建立门诊心脏康复路径可规范基层心脏康复实施,有利于规范心脏康复内容并在基层医院推广。门诊心脏康复路径包括接诊、建档、运动能力评估、危险分层、运动处方、康复程序、随访计划、健康教育和最终目标,每个步骤都有相应的内容、实施者和医学处置。

(1)接诊:心脏康复团队主诊医生首次门诊接触,讲

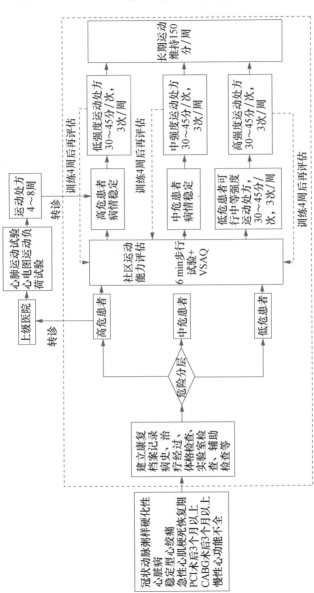

注：PCI，经皮冠状动脉介入治疗；CABG，冠状动脉旁路移植术；VSAQ，美国退伍军人特定活动问卷。虚线框表示在基层医院或社区卫生服务中心进行

图 4-3 基层医院门诊心脏康复管理流程

解心脏康复流程及其重要性，告知需要提供的临床资料，进一步完善需要的相关检查，预约运动能力评估。

（2）建档。

（3）运动能力评估：心脏康复团队、主诊医师、医生助手、护士、运动治疗师对高危患者转诊上级医院进行 CPET 评估或 6 min 步行试验；对中危患者在门诊进行运动负荷试验或 6 min 步行试验；对低危患者在门诊进行运动负荷试验或 6 min 步行试验；要关注药物对心率的影响。协助高危患者办理转诊手续，对不能完成转诊的高危患者在门诊进行多导联心电血压血氧监护下的 6 min 步行试验；对中危患者进行医学监护下症状限制性心肺运动试验；对低危患者进行症状限制性 CPET。

（4）危险分层：心脏康复团队、主诊医生、医生助手通过特定活动问卷和综合心血管评估，对患者进行危险分层，分为低、中和高危。高危患者转诊上级医院进行心脏康复评估与运动训练；中危和低危患者在门诊进行运动能力评估。

（5）运动处方：心脏康复团队、主诊医生、医生助手、护士、运动治疗师对于不能转诊上级医院的高危患者，设计低强度运动处方，以室内步行训练为主，建议运动中持续心电监测对中危患者设计中等强度运动处方，以快走、功率车或跑台训练为主。对低危患者运动训练初期设计中等强度运动处方，后期按照心率储备法的靶心率也可以设计间歇高强度运动处方。对高危患者设计低强度步行训练，运动中心率增加不超过 20 次 / 分，3 次 / 周，每次 10 ～ 30 min，运动过程应严密医学监督，全程做好急救准备。对中危患者参照 AT 心率或功率设计

30～40 min 中等强度运动处方，5～7次/周，逐渐调整运动强度，3个月后可增加间歇高强度运动训练。对低危患者按照 AT 心率或功率设计 30～40 min 中高等强度运动处方，5～7次/周，逐渐调整运动强度，运动康复后期酌情设计间歇高强度运动处方。

（6）康复程序：心脏康复团队、医生助手、护士、运动治疗师实施。门诊心脏康复程序采用三阶段运动程序：①热身阶段，采用低强度有氧运动和静力拉伸，持续 5～10 min。活动肌肉和关节，提高心血管的适应性，为锻炼阶段做准备。②训练阶段，持续有氧运动 30～40 min，以抗阻运动补充。③恢复阶段，以慢节奏有氧运动或柔韧性训练为主，持续 5～10 min。热身阶段推荐呼吸操 5 min，训练阶段以有氧运动为主，如快走、功率车、跑步机、游泳、韵律操等持续 30～40 min 后逐渐降低强度，运动过程中推荐使用心率表或便携式心电设备监测心率。恢复阶段推荐八段锦训练 5 min；病情越重放松运动的持续时间宜越长。

（7）随访计划：心脏康复团队、医生助手、护士定期随访包括运动训练疗效再评估和训练方案调整，建立中长期运动干预目标。运动康复 3 个月内，每个月随访；3 个月后，每 6 个月随访，进行生化检查，超声心动图和运动试验等，提高患者运动康复的依从性。随访计划包括二级预防药物优化，疗效评估，健康管理，维持良好运动习惯，通过远程医疗跟踪监督患者运动处方落实情况。

（8）健康教育：心脏康复团队、医生助手、护士对患者定期开展多种形式的健康教育课，宣教心血管疾病危险因素，进行冠心病生活指导，戒烟指导，宣教典型心绞痛识别与自我处理等。

（9）最终目标：建立长期运动习惯，控制危险因素，减少再住院。提高生命质量，重返社会生活和工作。

31. 什么是运动处方?

根据患者的健康、体力、骨骼 / 肌肉状况、心血管功能及有无心绞痛症状和心肌缺血状态，结合日常生活和运动习惯制定个体化运动方案，其包括运动频率、强度、形式、时间和注意事项。

32. Ⅱ期心脏康复运动处方内容是什么?

门诊心脏康复的运动处方推荐以有氧运动为主，抗阻运动补充，柔韧平衡性运动可用于热身和恢复阶段，运动强度依据运动能力评估来制定，可结合 RPE，运动频率 5 ～ 7 次 / 周，每次运动时间 30 ～ 60 min 为宜。

33. 什么是有氧运动?

有氧运动指人体在运动过程中吸入氧气与组织消耗氧的需求相等并达到生理上的平衡状态，如：步行、慢跑、骑车、游泳、爬山等运动，推荐每日运动量为中等强度有氧运动 30 ～ 45 min，5 日 / 周，或高强度有氧运动 15 min，3 日 / 周。

34. 有氧运动处方运动强度制定方法是什么?

（1）心率储备法：靶心率 =（实测最大心率 - 静息

心率）× 运动强度百分比＋静息心率。此法不受 β 受体阻滞剂等药物的影响，临床上较常用。

（2）AT 法：AT 前 1 min 的心率或功率作为运动强度，或以 AT 时心率 80% ～ 100% 为靶心率。AT 水平运动是冠心病患者最佳推荐运动强度，适合 AMI 4 周后的康复患者。

（3）目标心率法：靶心率应比静息心率增加 20 ～ 30 次 / 分。适合于老年心脏病患者，体能差的＋ 20 次 / 分，体能好的＋ 30 次 / 分。

（4）自感劳累程度分级法：采用 Borg 评分表 11 ～ 13 分运动水平推测靶心率。适用于未使用 β 受体阻滞剂治疗患者和低危险分层患者。

35. 有氧运动处方调整原则是什么？

当患者完成现有运动处方感觉较前明显轻松，心率和血压反应也较前减低，可酌情调整运动量。建议先增加运动时间，在最初的 4 ～ 6 周内每 1 ～ 2 周酌情增加 5 ～ 10 min；再增加训练的频率；最后增加运动强度。在调整的过程中应当监护患者的不良反应，如果患者不能耐受应及时调整运动量。

36. 抗阻运动处方制定方法是什么？

抗阻运动指肌肉在克服外来阻力时进行的主动运动，阻力可由自身的重量、他人或器械（如哑铃、沙袋、弹簧、橡皮筋等）提供，阻力的大小应根据患者肌力和能够 1 次举起的最大重量（1 RM）而定，以经过用力后能克服阻力完成运动为度，长期坚持抗阻运动能恢复肌耐力和肌力，广泛用于各种原因所致的肌肉萎缩。制定抗阻运动处方的依据由肢体在保持正确方法且没有疲劳感的情况下，1 RM 来确定，但 1 RM 在实际工作中很难测定，常采用"理论最大负荷"的方法设定运动强度（表 4-23）。抗阻运动处方主要是设计抗阻训练负荷和重复抗阻的组数和次数，具体方法包括：①通过某重量的实测可重复次数计算理论 1 RM 值；②按照理论 1 RM 50%～75%计算训练的抗阻重量；③设计抗阻训练的每组及重复次数（表 4-24）。

表 4-23　应用"理论最大负荷"方法计算 1 RM 和抗阻训练负荷

强度	实测可重复次数	理论 1 RM 系数	举例
100%	1	无	实际测试患者上肢举起 10 kg 重量，最大重复 10 次，其理论预测：1 RM = 10 kg×1.33 = 13.3 kg；如果训练上肢力量，抗阻运动处方设置每组重复 15 次，其对应的强度为 70%，计算抗阻重量是 13.3×70% = 9.31 kg
95%	1～2	1.05	
90%	2～3	1.11	
85%	4～5	1.18	
80%	6～8	1.25	
75%	9～11	1.33	
70%	12～15	1.43	
65%	16～17	1.54	
60%	18～20	1.66	
55%	21～23	1.82	
50%	24～26	2.00	
45%	27～35	2.22	
40%	36～45	2.50	

注：1 RM，1 次能够举起的最大重量

表 4-24　抗阻训练运动处方制定方法

部位	方法	运动处方	运动器具	RPE	备注
上肢肌群	测定理论 1 RM	30% ~ 40% 1 RM，4×20 次重复，2 min，3 日 / 周	哑铃，弹力带，握力器，肢体抗阻训练和等速训练设备	11 ~ 13	抗阻训练是有氧运动训练的补充，不推荐单独抗阻训练用于心脏康复
下肢肌群	测定理论 1 RM	50% ~ 60% 1 RM，4×20 次重复，2 min，3 日 / 周	哑铃，弹力带，握力器，肢体抗阻训练和等速训练设备	11 ~ 13	抗阻训练前必须有 5 ~ 10 min 的热身运动，同一肌群训练时间应间隔至少 48 h；举起时应避免屏气动作
腰背肌群	测定理论 1 RM	50% ~ 60% 1 RM，4×20 次重复，2 min，3 日 / 周	俯卧撑，平板支撑，腰背抗阻训练和等速训练设备	11 ~ 13	PCI 术后 3 周，AMI 后和 CABG 后至少 5 周增加抗阻训练；CABG 术后 3 个月内不应进行中到高强度上肢力量训练

注：1 RM，1 次能够举起的最大重量；AMI，急性心肌梗死；RPE，自感劳累程度分级；PCI，经皮冠状动脉介入治疗；CABG，冠状动脉旁路移植术

37. 抗阻运动的选择时机是何时?

抗阻运动的时机选择:PCI 后至少 3 周,且应在连续 2 周有医学监护的有氧训练之后进行;AMI 或 CABG 后至少 5 周,且应在连续 4 周有医学监护的有氧训练之后进行;CABG 后 3 个月内不应进行中到高强度上肢力量训练,以免影响胸骨的稳定性和胸骨伤口的愈合。

38. 柔韧性运动处方制定方法是什么?

老年人普遍柔韧性差,使日常生活活动能力降低。柔韧性训练对老年人很重要。除此以外,柔韧性训练还有助于释放压力、降低受伤风险及肌肉僵硬、改善体型及平衡肌肉等。

柔韧性训练宜每天进行,训练前应热身以避免损伤。热身运动为不少于 5 min 的有氧训练。训练原则应以缓慢、可控制的方式进行,并逐渐加大活动范围,每次训练 8 ～ 10 个主要肌群(如颈部后侧肌群、颈部侧方肌群、胸大肌、躯干肌群、肱三头肌、前臂肌群、股四头肌、臀部后侧肌群、腓肠肌、内收肌等)。训练方法:每一部位拉伸时间 6 ～ 15 s,逐渐增加到 30 s,如可耐受可增加到 90 s,期间正常呼吸,强度为有牵拉感觉同时不感觉疼痛,每个动作重复 2 ～ 3 次,总时间 10 min 左右,每周 3 ～ 7 次。

39. 平衡功能训练处方基本训练原则是什么?

基本训练原则为:双足至单足、睁眼至闭眼、静态至动态，强度由易至难，运动处方为 5 ～ 10 分 / 次、2 ～ 5 组 / 日、2 ～ 3 日 / 周。

40. 协调性训练处方基本训练原则是什么？

基本原则为：由易到难，由局部至全身，运动处方为 5 ～ 10 分 / 次，2 ～ 3 组 / 日，3 ～ 5 日 / 周。

41. 运动疗法的适应证是什么？

运动疗法是心脏康复的重要治疗手段，对多数心血管疾病有治疗作用。经过全面评估后，对存在下列疾病的患者建议根据病情尽早制定个体化运动处方并启动运动治疗程序，这些疾病包括但不限于：①病情稳定的各型冠状动脉粥样硬化性心脏病：无症状性心肌缺血、稳定型心绞痛、急性冠脉综合征和（或）急性心肌梗死恢复期、冠状动脉血运重建术后（PCI 或 CABG）、陈旧性心肌梗死；②风湿性心脏病心脏瓣膜置换术后；③病情稳定的慢性心力衰竭；④外周血管疾病，如间歇性跛行；⑤存在冠心病危险因素，如高血压、血脂异常、糖尿病、肥胖等。

42. 运动疗法的禁忌证是什么？

（1）运动疗法的相对禁忌证
对存在以下情况的患者，给予运动治疗时应慎重考虑：
● 电解质紊乱；
● 心动过速或严重的心动过缓或静息心电图显示明

显的心肌缺血

- 二度房室传导阻滞；
- 未控制的高血压（静息收缩压≥160 mmHg 或舒张压≥100 mmHg）；
- 低血压（舒张压＜60 mmHg 或收缩压＜90 mmHg）；
- 血流动力学障碍，如：梗阻性肥厚型心肌病（左室流出道压力阶差＜50 mmHg），中度主动脉弓狭窄（压力阶差 25～50 mmHg）；
- 未控制的代谢性疾病，如糖尿病、甲状腺功能亢进症（甲亢）、黏液性水肿；
- 室壁瘤或主动脉瘤；
- 有症状的贫血。

2）运动疗法的绝对禁忌证

- 生命体征不平稳、病情危重需要抢救；
- 不稳定型心绞痛、近期心肌梗死或者急性心血管事件病情未稳定者；
- 血压反应异常，直立引起血压明显变化并伴有症状、运动中收缩压不升反降＞10 mmHg 或血压过高，收缩压＞220 mmHg；
- 存在严重的血流动力学障碍，如重度或有症状的主动脉瓣狭窄或其他瓣膜疾病、严重主动脉弓狭窄、梗阻性肥厚型心肌病（左室流出道压力阶差≥50 mmHg）等；
- 未控制的心律失常（心房颤动伴快速心室率，阵发性室上性心动过速，多源、频发性室性期前收缩）；
- 三度房室传导阻滞；
- 急性心力衰竭或慢性失代偿性心力衰竭；
- 夹层动脉瘤；

- 急性心肌炎或心包炎；
- 可能影响运动或因运动加重病情的非心源性疾病
  （如感染、甲状腺毒症、血栓性疾病等）。

43. 心脏康复实施过程中如何进行运动风险控制?

　　所有心脏康复应遵循安全性原则，在运动康复程序中应严格规范操作、密切监测患者症状和心电血压、随时准备好急救处置等多种安全保障措施。主诊医生应全程掌握患者运动风险，严格遵守心脏康复训练操作规范。运动前需精准评估运动能力和危险分层，运动中监护症状、心电、血压等，患者应配合医务人员操作指导，运动后需持续观察症状和心率 5 ~ 8 min。

　　（1）规范操作心脏康复训练：①对患者每次运动康复前、中、后进行风险评估。②开始运动康复之前向患者详细介绍运动处方及注意事项。③准备心脏急救应急预案与启动流程。④运动场地需备有心电监护和心肺复苏设备，包括心脏电除颤仪和急救药物。⑤指导患者感受运动康复训练时的预警信号，包括胸部不适、头痛或头晕、心律失常、心率增加和气喘等。

　　（2）密切医学监护：①低危患者运动康复时无需医学监护，也可使用心率表监护心率，重点教会患者识别可能的危险信号，在患者出现不适反应时能正确判断并及时处理。②中危患者可进行医学监护，监测心率、血压、血氧饱和度、疲劳度和症状等。③高危患者需严格连续医学监护，密切观察患者运动中心率、心电图、血压、血氧饱和度、症状和疲劳程度，一旦出现不适、致命性心律失常或心肌缺血，立即终止运动。

（3）启动心脏急救应急预案：如果运动中有如下症状，如胸痛、头昏、过度劳累、气短、出汗过多、恶心呕吐、脉搏不规则、关节或肌肉疼痛，尤其血压下降，应立即停止运动，并持续观察上述症状。特别是停止运动 3～5 min 后，心率仍增加，或出现致命性心律失常或心肌损伤等，应启动应急处理程序。

44. Ⅲ 期心脏康复内容是什么？

社区和家庭心脏康复指发生心血管急性事件 12 个月后的冠心病终身预防和管理服务，其核心内容涉及心血管疾病预防、治疗、康复和社会心理等问题的全程综合管理，重点帮助患者维持已形成的健康生活方式和运动习惯，继续有效控制冠心病高危因素，帮助患者恢复家庭生活和社会交往等日常活动，部分患者可重返工作岗位。

45. 如何对患者进行日常活动指导？

建议基层医生掌握常见日常生活活动、职业相关活动、休闲活动和体育锻炼活动的运动强度，指导患者在社区和家庭进行相应强度的运动训练（表 4-25）。

46. 如何对患者进行特殊生活指导？

（1）驾驶汽车：病情稳定 1 周后可开始尝试驾驶活动，但应告知患者避免在承受压力或精神紧张，如时间紧迫、天气恶劣、夜间、严重交通堵塞或超速等情况下驾驶。开车所需能量消耗水平＜ 3 METs。

表4-25　各种身体活动和运动的能量消耗水平

能量消耗水平	日常生活活动	职业相关活动	休闲活动	体育锻炼活动
< 3 METs	洗漱，剃须，穿衣，伏案工作，洗盘子，开车，轻家务	端坐（办公室），打字，伏案工作，站立（店员）	乘车旅游，编织，手工缝纫	固定自行车，很轻松的健美操
3 ~ 4 METs	擦窗，耙地，使用自动除草机，铺床或脱衣服，搬运6.5 ~ 13.5 kg重物	摆货架（轻物），修车，轻电焊，木工	交际舞，高尔夫（步行），帆船，双人网球，排球，乒乓球	步行（4.8 ~ 6.4 km/h），骑行（10 ~ 13 km/h），轻松的健美操
5 ~ 6 METs	花园中简单的挖土，手工修剪草坪，慢速爬楼梯，搬运13.5 ~ 27.5 kg重物	户外木工，铲土，锯木，操作气动工具	羽毛球（竞技），网球（单人），滑雪（下坡），低负荷近足，篮球，橄榄球，捕鱼	步行（速度7.2 ~ 8.0 km/h），骑行（速度14.5 ~ 16.0 km/h），游泳（蛙泳）
7 ~ 8 METs	锯木，较重的挖掘工作，中速爬楼梯，搬运27.5 ~ 40.0 kg重物	用铲挖沟，林业工作，干农活	划独木舟，登山，乒乓球，攀岩，步行（8 km/h），足球	慢跑（8 km/h），划船机，骑行（19 km/h）
> 9 METs	搬运 > 40 kg的重物，快速爬楼梯，大量的铲雪工作	伐木，重劳动者，重挖掘工作	手球，足球（竞技），壁球，越野滑雪，篮球比赛	跑步（ > 10 km/h），骑行（ > 21 km/h），跳绳，步行（8 km/h 行 > 上坡）

注：METs, 代谢当量

（2）乘坐飞机：心脏事件后 2 周内，如患者静息状态下无心绞痛发作、无呼吸困难及低氧血症，并且对乘坐飞机无恐惧心理，可在家属陪同下乘飞机出行，并备用硝酸甘油。有陪同的乘飞机所需能量消耗水平 < 3 METs。

（3）性生活：心脏事件 4 周后可开始性生活，通常性生活可使心率加快到 130 次 / 分，随之血压也会有所升高，一般性生活所需能量消耗水平 < 4.5 METs，患者在能够胜任 5 METs 运动时，可安全地进行性生活，但应备用硝酸甘油，如患者在性生活时出现心绞痛或其他相关不适，应及时停止，含服硝酸甘油后胸痛无缓解应及时就医。

47. 主要心血管危险因素及其控制目标和心血管保护药物有哪些？

（1）血脂异常

- LDL-C < 2.6 mmol/L（100 mg/dl）（高危患者）；< 1.8 mmol/L（70 mg/dl）（极高危患者，包括 ACS 或冠心病合并糖尿病）。
- TG < 1.7 mmol/L（150 mg/dl）。
- 非 HDL-C < 3.3 mmol/L（130 mg/dl）（高危患者）；< 2.6 mmol/L（100 mg/dl）（极高危患者）。
- 他汀类药物是降低胆固醇的首选药物，酌情应用中低强度他汀类药物，必要时加用依折麦布 5 ~ 10 mg/d 口服。

（2）高血压

- 理想血压：< 120/80 mmHg。
  降压靶标：< 140/80 mmHg（无论高血压风险水平，如可耐受可将血压控制在 < 130/80 mmHg，尤其

中青年患者）；< 150/90 mmHg（老年高血压患者）。

- 所有患者接受健康生活方式指导，注意发现并纠正睡眠呼吸暂停；冠心病或心力衰竭合并高血压患者首选 β 受体阻滞剂、ACEI 或 ARB，必要时加用其他种类降压药物。

（3）糖尿病

控制目标：糖化血红蛋白≤ 7.0%。

（4）心率

- 冠心病患者静息心率应控制在 55 ～ 60 次 / 分。
- 控制心率的药物首选 β 受体阻滞剂，如美托洛尔、比索洛尔、卡维地洛。
- 伊伐布雷定适用于应用 β 受体阻滞剂后窦性心率 > 70 次 / 分的慢性稳定型心绞痛患者。

（5）体重和腰围：体重指数维持在 18.5 ～ 23.9 kg/m^2；腰围控制在男≤ 90 cm、女≤ 85 cm。

（6）戒烟：医生接诊患者时应全程帮助患者戒烟，重点是减少患者尼古丁依赖。戒烟的治疗原则：重视戒烟教育；给予心理支持和行为指导；选择戒烟药物治疗；持续门诊随访。

（7）缺乏体力活动：指导患者在家庭进行有氧运动，每周进行中等强度运动 > 150 min。

48. 心血管疾病患者如何进行精神心理管理?

　　心血管疾病患者精神心理问题是公认的心血管疾病危险因素，也是导致患者症状频发、生命质量下降和预后不良的重要原因。由于我国的慢性病管理体系不完善，患者接受手术治疗后对自身疾病不能客观认识，普遍存在焦虑或抑郁状态。帮助患者改善心理状态，对提高心血管疾病治疗效果具有重要作用。通过精神心理状态评估，针对其精神心理问题进行非药物治疗和药物治疗。非药物治疗包括健康教育、认知行为治疗、运动训练、减压正念冥想、生物反馈治疗等手段。运动训练可稳定患者情绪，改善患者生命质量，提高患者回归生活和工作的自信心。对患者进行焦虑（GAD-7）和抑郁（PHQ-9）自评量表评估后发现有中度（PHQ-9 或 GAD-7 ≥ 10 分）以上焦虑和（或）抑郁情绪的患者，应积极给予抗抑郁药物治疗，必要时请精神心理科医生协助治疗。对于睡眠质量差的患者，考虑短期使用非苯二氮䓬类药物或有镇静安神作用的中药。

49. 健康膳食建议有哪些?

每餐 8 分饱，食物多样化，每餐中食物成分比例为蔬菜水果占 50%，蛋白占 25%，主食占 25%。每天摄入蔬菜水果 300 ～ 500 g，谷类 150 ～ 300 g，动物蛋白 125 ～ 175 g，每日食用蘑菇、紫菜等。同时建议患者坚持适量运动，调节精神心理状态，避免暴饮暴食，改变饮食时间，避免睡前 3 h 内进食。

50. 心力衰竭患者医学营养治疗建议有哪些?

（1）适当的能量。既要控制体重增长，又要防止心脏疾病相关营养不良发生。心力衰竭患者的能量需求取决于目前的干重（无水肿情况下的体重）、活动受限程度以及心力衰竭的程度，一般给予 25 ～ 30 kcal/kg 理想体重。

活动受限的超重和肥胖患者，必须减重以达到一个适当体重，以免增加心肌负荷，因此，对于肥胖患者，低能量平衡膳食（1000～1200 kcal/d）可以减轻心脏负荷，有利于减轻体重，并确保患者没有营养不良。严重的心力衰竭患者，应按照临床实际情况需要进行相应的营养治疗。

（2）防止心脏疾病恶液质发生：由于心力衰竭患者能量消耗增加 10%～20%，且面临疾病原因导致进食受限，约 40% 的患者面临营养不良的风险。应根据营养风险评估评分来确定进行积极的肠内肠外营养支持。

（3）注意水、电解质平衡：根据水钠潴留和血钠水平，适当限钠，给予不超过 3 g 盐的限钠膳食。若使用利尿剂者，则适当放宽。由于摄入不足、丢失增加或利尿剂治疗等可出现低钾血症，应摄入含钾高的食物。同时应监测使用利尿剂者镁的缺乏问题，并给予治疗。如因肾功能减退，出现高钾、高镁血症，则应选择含钾、镁低的食物。另外，给予适量的钙补充在心力衰竭治疗中具有积极的意义。

心力衰竭时水潴留继发于钠潴留，在限钠的同时多数无须严格限制液体量。但考虑过多液体量可加重循环负担，故主张成人液体量为 1000～1500 ml/d，包括饮食摄入量和输液量。产能营养物质的体积越小越好，肠内营养管饲的液体配方应达到 1.5～2.0 kcal/ml 的高能量密度。

（4）低脂膳食，给予 Ω-3 多不饱和脂肪酸，优化脂肪酸构成。食用富含 Ω-3 脂肪酸的鱼类和鱼油可以降低高甘油三酯水平，预防心房颤动，甚至有可能降低心力衰竭死亡率。建议每天从海鱼或者鱼油补充剂中摄入 1 g Ω-3 脂肪酸是安全的。

（5）充足优质蛋白质，应占总蛋白的 2/3 以上。对于合并某些慢性病的心力衰竭患者，可以选择低脂高蛋白膳食，即以瘦肉或低脂脱脂奶制品提供高动物蛋白，或以含大豆蛋白 25 g/d 高植物蛋白膳食。

（6）适当补充 B 族维生素。由于饮食摄入受限、使用强效利尿剂以及年龄增长，心力衰竭患者存在维生素 B_1 缺乏的风险。摄入较多的膳食叶酸和维生素 B_6 与心力衰竭及脑卒中死亡风险降低有关，同时有可能降低高同型半胱氨酸血症。

（7）少食多餐。食物应以软、烂、细为主，易于消化。

（8）戒烟、戒酒。

51. 心血管疾病患者膳食营养处方如何制定?

（1）评价：包括存在的膳食营养问题和诊断。通过膳食回顾法或食物日记，了解、评估每日膳食摄入的总能量、总脂肪、饱和脂肪、胆固醇、钠盐和其他营养素摄入水平；使用 WHO STEPS 核心膳食条目或食物频率问卷，评估果蔬摄入量，全谷类和鱼的摄入量，饮料和加工食品，餐次和零食情况；外出就餐的频率和酒精消费量；身体活动水平和运动功能状态，以及体格测量和适当的生化指标；是否伴有肥胖、高血压、糖尿病、心力衰竭、肾脏疾病和其他合并症。评估应尽可能准确。

（2）制定个体化膳食营养处方：根据评估结果，针对膳食和行为习惯存在的问题，制定个体化膳食营养处方。

（3）膳食指导：根据营养处方和个人饮食习惯，制定食谱；指导健康膳食选择及行为改变，纠正不良饮食行为。

（4）营养教育：对患者及其家庭成员进行营养教育，使其关注自己的膳食目标，并知道如何完成它；了解常见食物中盐、脂肪、胆固醇和能量含量，各类食物营养价值及其特点；掌握《中国居民膳食指南》，应用食品营养标签，科学运动等。

（5）注意事项：将行为改变模式与贯彻既定膳食方案结合起来。膳食指导和生活方式调整应根据个体的实际情况考虑可行性，针对不同危险因素进行排序，循序渐进，逐步改善。

52. 冠心病患者健康教育内容包括哪些？

住院期间是触发患者改变不良生活方法的重要阶段，建议向患者提供相关科普信息：心肌梗死和心绞痛是如何发生的，危险因素有哪些，出院后需什么治疗，坚持治疗的好处是什么，参加心脏康复对预后有什么获益，如何科学运动和健康饮食，如何恢复正常工作和生活，再次发生胸痛的自救方法。对于吸烟的患者，在此阶段强烈建议戒烟，提供吸烟的危害和戒烟的获益相关信息，并提供戒烟方法，有助于提高患者的戒烟成功率。出院后应持续开展冠心病健康教育，结合冠心病二级预防指南进行戒烟、药物、运动、饮食、睡眠、心理全面指导，既要强调控制冠心病危险因素，又要强调冠心病运动康复，并对患者及家属普及急救知识。

（1）教育冠心病患者坚持服用有临床研究证据、能改善预后药物。

（2）让患者获得冠心病防治的相关知识，包括冠心病危险因素控制、生命质量评估、运动指导、饮食及体重控制、出院用药和随访计划、心电监测知识等。

（3）改变患者生活方式，如戒烟、平衡膳食、改变不运动的习惯。

（4）对冠心病患者及家属进行生存教育，包括患者出现胸痛或心悸等症状时的应对措施和心力衰竭的家庭护理等。

（5）急救措施培训，包括紧急情况下呼叫"120"，急救设备自动复律除颤器（AED）的使用，对家庭成员进行心肺复苏训练。

54. 如何为患者制定戒烟处方？

（1）如何识别戒烟的戒断症状？

戒断症状是烟草依赖的主要表现。表现为戒烟后出现烦躁不安、易怒、焦虑、情绪低落、注意力不集中、失眠、心率降低、食欲增加、体重增加、口腔溃疡、咳嗽流涕等。一般停止吸烟后一天内出现戒断症状，在戒烟后的前14天最为强烈，并在戒烟大约1个月后减弱，可能持续长达6个月。不同国家对戒断症状发生率的文献报道显示，大约50%的戒烟者会出现戒断症状。一项研究评价戒断症状的危害，结果表明有戒断症状的患者心境状态量表（production and operations management society, POMS）评分近似精神科门诊患者的水平，并与戒烟后患者体内激素分泌异常相关，包括促肾上腺皮质激素、皮质醇及催乳素水平升高。精神应激和激素分泌异常是急性心血管事件发生的重要危险因子，强烈建议接受冠状动脉介入治疗、冠状动脉旁路移植术以及发生心肌梗死的吸烟患者使用戒烟药物戒烟，以减弱神经内分泌紊乱导致的心血管系统损害。

戒断症状的识别建议：

对于门诊患者，注意询问是否有戒烟史，筛选出曾经戒烟但复吸的患者，"曾干戒失败"这一特征提示该患者具备戒烟意愿，但存在生理依赖或心理依赖，需要接受戒烟药物治疗。

对于住院患者，应注意观察患者住院期间是否仍在吸烟、是否因不能吸烟而发生烦躁/抑郁情绪、失眠、易激惹、挫折感、愤怒、焦虑、难于集中注意力、坐立不安等不良反应，以筛选出有潜在戒断症状的患者，及时予以戒烟药物帮助。

（2）戒断症状如何处理？

戒烟前应该给吸烟者的一些忠告，包括不要存留卷烟、打火机和其他吸烟用具；在过去总是吸烟的地方和场合放置一些警示牌，例如"起床时不要吸烟""饭后不要吸烟"等。增加不能吸烟的时间和场所；当特别想吸烟时，试着忍耐几分钟不吸烟。对那些迫不及待要吸烟的人也可以试试想象训练，做一些事情分散注意力，如刷牙、织毛衣、运动、种花、嘴里嚼些东西等替代行为；用烟草替代物来释放压力，因为以往吸烟者的手和嘴每天都会很多次重复吸烟的动作，戒烟之后一般不会立即改掉这个习惯性动作，所以可选择一些替代品来帮助克服，如口香糖、牙签等可针对嘴上的习惯，铅笔、勺子、咖啡搅拌棒等可针对手上的习惯。建立一整套的健康的生活方式，饮食清淡，多吃水果蔬菜；保证睡眠；增加体育锻炼等；戒烟期间应避免酒、浓茶等刺激性饮料与食物。使用辅助戒烟药物，有助于缓解戒断症状。

（3）戒烟需要药物辅助吗？

世界卫生组织和2008年美国戒烟指南建议，治疗烟草依赖，除存在禁忌证或缺乏有效性充分证据的某些人群[如妊娠女性、无烟烟草使用者、轻度吸烟者（每日吸烟量少于 10 支）、青少年〕以外，临床医师应鼓励所有尝试戒烟的患者使用戒烟药物。

目前，许多欧美和亚太国家和地区都将烟草依赖作为一个独立的疾病，并将戒烟药物纳入医保报销目录，如澳大利亚、爱尔兰、英国、日本、比利时、西班牙、加拿大、美国、韩国、法国等。这些国家的实践表明：将戒烟服务作为公共补偿的一部分，对降低与烟草有关的疾病负担能起到积极和促进的作用。

一线戒烟药物包括伐尼克兰、尼古丁替代治疗（NRT）相关制剂、安非他酮。应在专科医师指导下应用。

（4）如何避免戒烟后体重增加？

戒烟后体重增加是导致戒烟失败的重要原因。其机制包括心理因素和生物学因素。一般戒烟过程中体重会增加 3～4 kg 左右。在患者开始戒烟时，要提醒患者注意控制饮食，增加运动量，尽可能避免用食物取代对烟草的渴望。戒烟药物的使用有助于延缓体重增加。

（5）制定戒烟处方的流程有哪些？

第一步（询问）：每次就诊询问患者烟草使用情况及被动吸烟情况。

第二步（建议）：使用清晰强烈的个性化语言，积极劝说每一位吸烟患者戒烟，如戒烟是保护身体健康最重要的事情。

第三步（评估）：评估尝试戒烟的意愿，评估烟草依赖程度。戒烟动机和决心大小对戒烟成败至关重要，只有在吸烟者确实想戒烟的前提下才能够成功戒烟。对于那些还没有决定戒烟的吸烟者，不能强迫他们戒烟，而是提供动机干预。

第四步对于有戒烟意愿的患者：重点放在帮助制定

戒烟计划、处理出现的戒断症状、指导使用辅助戒烟药物、监测戒烟药物治疗效果和不良反应、咨询指导服务、提供给患者戒烟药物资料和戒烟自助资料等，并安排随访。

（6）如何进行戒烟随访？

研究显示，我国急性冠脉综合征患者6个月持续戒烟率为64.6%，复吸率为38.1%，与国外相关研究结果相似。复吸主要原因是：渴求，占90.32%；其他原因，占9.68%。尼古丁依赖评分4分以上是预测患者复吸的独立危险因素。出院后2个月内是患者复吸的高发时间。因此，随访是戒烟干预的重要内容。

随访建议：

- 随访时间：至少6个月；
- 随访频率：在戒烟日之后的第1周、第2周和第1个月、第3个月和第6个月，总共随访次数不少于6次；
- 随访形式：戒烟者到戒烟门诊复诊、打电话、发短信或发邮件形式；
- 随访内容：了解戒烟情况，就以下问题进行讨论：①戒烟者是否从戒烟中获得了益处；获得了什么益处，如咳嗽症状减轻、形象改善、自信心增强等；②在戒烟方面取得了哪些成绩，如从戒烟日起完全没有吸烟、戒断症状明显减轻、自己总结的一些戒烟经验，等等；③在戒烟过程中遇到了哪些困难，如烦躁、精神不集中、体重增加等；如何解决这些困难；④戒烟药物的效果和存在的问题；⑤在今后可能遇到的困难，如不可避免的吸烟诱惑、戒烟意识的松懈等。

（7）对于没有戒烟意愿的患者如何干预？

采用"5R"法进行干预：包括强调健康相关性（relevance）、危害（risk）、益处（rewards）、障碍（roadblocks）和重复（repetition）。

第一步（相关）：将戒烟的理由个性化（如自身健康状况，影响疾病预后等），使吸烟者明白戒烟是与个人密切相关的事。

第二步（风险）：与吸烟者分析吸烟的短期、长期危害及被动吸烟的危害，强调与其个人关系最大的危险；所谓的"淡烟""低焦油"烟并不能避免吸烟的危害。

第三步（获益）：帮助吸烟者充分认识戒烟能带来的切身益处。

第四步（障碍）：引导吸烟者了解戒烟过程中可能遇到的各种障碍，并教授处理技巧，如信心不足、缺乏支持、体重增加、出现戒断症状等。

第五步（重复）：在每次接触中反复重申建议，不断鼓励吸烟者积极尝试戒烟。促使患者进入戒烟思考期和准备期，开始给予患者戒烟行为指导。

（8）什么是电子烟？

电子烟由锂电池、烟弹（含液体挥发物）、压力传感器、控制电路板、发光二极管等组成。主要工作原理为：通电加热烟弹内液体，形成烟雾供使用者吸入。

（9）电子烟安全吗？

多数消费者选择电子烟的原因为：误认为电子烟比普通香烟健康，实际电子烟并不安全。具体原因如下：

1）尼古丁含量并不低

- 电子烟的烟液主要含烟碱、溶剂、香精。其中烟碱即尼古丁，具有成瘾性。电子烟中的尼古丁并不是合成的，而是从烟草中提取的。尼古丁的过量与心血管疾病、癌症、神经退行性疾病的发生有关。

- 部分电子烟产品中尼古丁含量很高，甚至可以导致对人体的直接伤害。
- 电子烟虽然不像传统香烟那样燃烧产生焦油，但电子烟烟油中的尼古丁，经过雾化吸入后对人的呼吸系统具有危害性。

2）电子烟产生新的有毒物质

- 电子烟加热溶液产生的二手气溶胶（电子烟的二手烟），其中包括颗粒物质（细颗粒和超细颗粒）、1,2- 丙二醇、某些挥发性有机化合物、某些重金属和尼古丁。
- 电子烟装置的加温速度快，还会产生一种叫丙烯醛的剧毒物质。

3）对未成年人有重大健康风险

- 尼古丁本身有剧毒，即使少量摄入也会抑制胎儿大脑发育，对儿童的大脑及记忆能力等均有损害。
- 未成年人呼吸系统尚未发育成型，吸入此类雾化物会对肺部功能产生不良影响，并可能导致烟碱中毒等多种问题。
- 电子烟属于"三无"产品。我国还没有正式颁布电子烟的国家标准，市场上各类电子烟产品在原材料选择、添加剂使用、工艺设计、质量控制等方面随意性较强，部分产品可能存在烟油泄露、不安全成分添加等隐患。

4）新的空气污染源：电子烟加热溶液产生二手气溶胶（电子二手烟）是一种新的空气污染源。某些金属（包括铅、铬、镍）以及甲醛的浓度等于甚至高于传统卷烟浓度。

（10）电子烟有助于戒烟吗？

世界卫生组织不建议以电子尼古丁传送系统为戒烟辅助手段。建议使用现有的经证明有效的戒烟方法，如基于尼古丁和非尼古丁的药物疗法。

中国疾病预防控制中心控烟办研究员杨杰表示，尚未有科学证据证明，吸烟者使用电子烟达到了戒烟目的，也没有权威机构对电子烟的戒烟效果进行评估。

电子烟还让吸烟者出现了卷烟、电子烟双重使用的后果。专家分析，对大量吸烟者来说，电子烟只减少了卷烟使用，但同时也加剧了尼古丁依赖，反而使戒烟更加困难。

55. 如何为患者制定心理处方？

1. 为什么关注心血管疾病患者的精神心理问题？

在心内科就诊的患者中大量存在精神心理问题，由于传统的单纯生物医学模式，常忽视精神心理因素，使治疗有效性、患者的生活质量和临床预后都明显降低，成为目前心血管医生在临床工作中必须面对和迫切需解决的问题。应提高心血管医生的医疗服务质量，提高心血管医生精神心理问题的识别能力和基本处理能力，对因心血管疾病受到精神心理因素干扰或表现为类似心血管疾病症状的单纯精神心理问题，进行必要、恰当的识别和干预。

心血管科患者伴精神心理障碍的患病率高。2005 年1—2 月在北京十家二三级医院的心血管科门诊对 3260 例门诊患者的连续调查发现，焦虑发生率为 42.5%，抑郁发生率为 7.1%；在心血管科最常见的冠心病人群和高血压人群中，抑郁发生率分别为 9.2% 和 4.9%，焦虑发生率分别为 45.8% 和 47.2%。但我国非精神专科医生对抑郁 / 焦虑患者诊断率低，分别为 3.7% 和 2.4%，对抑郁 / 焦虑患者治疗率更低，均为 2.4%。国外研究显示，非专科医师对精神障碍的识别率为 15% ～ 25%，治疗率达到 80% 左右。

　　大量研究资料表明，抑郁和焦虑是心血管疾病发病和预后不良的预测因子。2013 年美国心脏协会（American Heart Association，AHA）发表声明，强调抑郁是急性冠脉综合征预后不良的重要因素。国内 Ding 等纳入急性冠脉综合征（acute coronary syndrom，ACS）患者 672 例，随访 1 年，发现 ACS 合并焦虑或抑郁的患者，1 年内非致死性心肌梗死和再住院风险分别增加约 2 倍和 5 倍，焦虑抑郁共病个体分别增加约 6 倍和 14 倍，到急诊就诊次数和 1 年内医疗花费都明显增加。因此，关注心血管疾病患者的精神心理问题不仅可为患者提供安慰和温暖，同时可遏制疾病进展和减少医疗成本负担。

　　2. 如何筛查精神心理问题？

　　心脏科的临床诊疗节奏快，对患者的情绪体验难以逐一澄清。心理问题筛查尤为重要。可在诊疗同时或诊前候诊时，由护士采用简短的 3 问法（提出 3 个问题），初步筛出可能有问题的患者。3 个问题是：①是否有睡眠不好，已经明显影响白天的精神状态或需要用药；②是否有心烦不安，对以前感兴趣的事情失去兴趣；③是否有明显身体不适，但多次检查都没有发现能够解释器质性心血管病的原因。3 个问题中如果有 2 个回答是，符合精神障碍的可能性在 80% 左右，建议进一步采用情绪状态自评量表进行筛查。可先采用《患者健康问卷 -2 项（PHQ-2）》和《广泛焦虑问卷 -2 项（GAD-2）》进行筛查，当评分大于 3 分时，进一步评估《患者健康问卷 -9 项（PHQ-9）》《广泛焦虑问卷 -7 项（GAD-7）》，躯体症状较多时推荐评估《患者健康问卷 -15 项（PHQ-15）》或《躯体化症状自评量表》。判断方法：PHQ-9 和 GAD-7 评分：< 5 分正常，5 ～ 9 分轻度，10 ～ 14 分中度，15 ～ 19 分中重度，20 分以上重度；《躯体化症状自评量表》评分：< 30 分正常，30 ～ 39 分轻度，40 ～ 59 分中度，60 分以上重度；PHQ-15 评分：0 ～ 4 分：无躯体症状，5 ～ 9 分：轻度躯体症状，10 ～ 14 分：中度躯体症状，15 ～ 30 分：重度躯体症状。

针对谵妄的评估工具有 10 多种，在综合医院使用最多的是"意识模糊评定法"（confusion assessment method，CAM）的简本（4 个条目），其全版本有 11 个条目。同时 CAM 还拓展了专门用于重症监护治疗病房（ICU）的重症监护意识模糊评定法（CAM-ICU），特别便于连续评定术后或病情严重、住在 ICU 的患者。

老年人的精神心理状态与认知功能关系密切，建议对 65 岁以上老年心血管疾病患者评价认知功能，简易精神状态检查量表（mini-mental state examination，MMSE）是认知功能检查常用的一个量表，评分标准：27 ～ 30 分为正常，分数 < 27 分提示有认知功能障碍。

3. 什么是认知行为治疗？

认知行为治疗（CBT）是一组通过改变思维、信念或行为的方法来改变不良认知，达到消除不良情绪或行为的短暂心理治疗方法。认知因素在决定患者的心理反应中起关键性因素，包括患者对病因和疾病结果的理解，对治疗的预期作用的理解等。患者在获得诊断和治疗决策阶段，以及后续治疗和康复阶段，可能经历多种心理变化，作为心脏科医生主要的帮助手段是认知行为治疗和运动指导。

◆ **帮助患者认识自动思维，纠正错误认识，提出积极想法。**

　　心血管科患者常因对疾病不了解、误解导致错误的自动思维，因过度担忧发生情绪障碍，帮助患者重新认识疾病，合理解释患者心脏疾病转归和预后，纠正患者不合理的负性认知，恢复患者的自信心，可使很多患者的焦虑抑郁情绪得到有效缓解。同时让患者了解精神心理障碍对心脏疾病发生的影响，使得患者重视精神心理障碍的治疗。

◆ **帮助患者建立求助动机，建立良好医患关系。**

● 认知治疗有效的前提是患者对医生的信任，因此医患之间建立良好的医患关系是治疗的前提。问诊阶段，要表现出充分尊重患者，与患者充分沟通交流，在对患者病情充分了解的情况下，结合本专业知识，对患者进行合情合理的安慰，给予适当的健康保证，打消其顾虑，使患者看到希望，恢复患者战胜疾病的勇气和信心。

● 心理障碍患者固有的心理防御机制使者倾向于隐瞒自己的抑郁焦虑情绪，同时也担心医生考虑精神因素时，会耽误对心血管疾病的诊断和治疗。此时须帮助患者认识到其目前的病情与精神心理障碍可能有关，或"病"与"疾"

的分离状态，或心血管疾病与精神心理疾病共存，并互相影响，抑郁焦虑同样会导致患者有躯体不适，同时帮助患者正确判断其心血管疾病的严重程度，客观评价患者临床症状与心血管疾病之间的关系，让患者自己认识到有些症状并非心血管疾病所导致，而是焦虑和（或）抑郁引起。要详细解释精神心理障碍的治疗必要性，解释药物使用过程中的特点和注意事项，如为什么需要治疗，如何治疗，治疗的益处，各个药物的用法用量、注意事项，和可能产生的不良反应，以取得患者对疾病诊断的充分理解和对治疗的积极配合。

◆ 随访

- 由于广大患者对治疗焦虑／抑郁药物的副作用和"依赖性"普遍存在疑虑，服药依从性很差，一旦在用药初期出现不适，停药率极高，对患者及时并定期随诊极为重要。随访有利于定期了解患者病情变化和指导患者进一步治疗，提高治疗依从性。随访从患者接受治疗开始，可2周一次，之后适当延长随访时间。随访方式可通过门诊咨询、电话或信件等方式进行。

- 随访过程中，如反复出现治疗依从性不好，患病行为异常（如陷入疑病状态不能自拔）或出现报警信号（缺乏依据地投诉医生或有自我伤害行为），应请精神科或临床心理科会诊，缓冲患者负面情绪造成的压力，避免与患者陷入纠缠乃至对立的医患关系。

4.有安全性证据用于心血管疾病患者的抗抑郁焦虑药物

（1）**选择性 5- 羟色胺再摄取抑制剂（SSRIs）**：是当今治疗焦虑、抑郁障碍的一线用药，一般 2 周以上起效，研究认为该类药物用于心血管疾病患者相对安全。

- 适应证：各种类型和各种不同程度的抑郁障碍；焦虑症、疑病症、恐惧症、强迫症、惊恐障碍、创伤后应激障碍等。

- 禁忌证：①对 SSRIs 类过敏者；②禁止与单胺氧化酶抑制剂、氯米帕明、色氨酸联用。

- 用法：SSRIs 类药物镇静作用较轻，可白天服用；若患者出现困倦乏力可晚上服用。为减轻胃肠道刺激，通常餐后服药。建议心血管疾病患者从最低剂量的半量开始，老年体弱者从 1/4 量开始，每 5 ～ 7 天缓慢加量至最低有效剂量（表 4-26）。

表 4-26　常用 SSRIs 剂量和用法

药名	半衰期	常用治疗量（mg/d）	最高剂量（mg/d）	用法
氟西汀	4 ～ 6 天	20 ～ 40	60	qd
帕罗西汀	24 h	20 ～ 40	60	qd
舍曲林	22 ～ 36 h	50 ～ 100	200	qd 或分次口服
西酞普兰	35 h	20 ～ 40	60	qd

（2）**苯二氮䓬类（BDZ）**：用于焦虑症和失眠的治疗。特点是抗焦虑作用起效快。按半衰期，大致可分为半衰期长和短两类。常用的长半衰期药物有：地西泮、艾司唑仑、氯硝西泮等；常用的短半衰期药物有：劳拉西泮、阿

普唑仑、咪达唑仑、奥沙西泮等。

　　长半衰期药物，更适合用于伴有失眠的情况，睡眠时用药，由于老年患者代谢慢，第二天上午往往也有抗焦虑效果，但应注意其肌松作用，老年人要防止跌倒、直立（体位）性低血压，重症患者注意呼吸抑制。

　　由于有一定成瘾性，现在临床一般作为抗焦虑初期的辅助用药，较少单独使用控制慢性焦虑。鉴于中老年患者个性往往已定型，加量也很慎重，在医生指导下用药，即使是短半衰期的药物，出现病理性成瘾（剂量不断增加）也很少见。

　　注意事项：有呼吸系统疾病者要慎用，易引起呼吸抑制，导致呼吸困难。长期使用会产生药物依赖，突然停药可引起戒断反应。建议连续应用不超过4周，逐渐减量停药。

　　唑吡坦和佐匹克隆是在苯二氮䓬类基础上开发的新型助眠药物，没有肌松作用和成瘾性。特点是对入睡困难效果好，晨起没有宿醉反应。但相应缺乏改善中段失眠的作用，也不能改善早醒。没有抗焦虑作用。部分老年患者用唑吡坦后，可能出现入睡前幻觉（视幻觉为主）。

　　（3）复合制剂——氟哌噻吨美利曲辛：该药是复合制剂，含有神经松弛剂（氟哌噻吨）和抗抑郁剂（美利曲辛），其中美利曲辛含量为单用剂量的 1/10 ～ 1/5，降低了药物副作用，并协同调整中枢神经系统功能、抗抑郁、抗焦虑和兴奋特性。

- 适应证：轻中度焦虑抑郁、神经衰弱、心因性抑郁、抑郁性神经官能症、隐匿性抑郁、心身疾病伴焦虑和情感淡漠、更年期抑郁、嗜酒及药瘾者的焦躁不安及抑郁。
- 禁忌证：心肌梗死急性期、循环衰竭、房室传导阻滞、未经治疗的闭角性青光眼、急性酒精、巴比妥类药物及鸦片中毒。禁与单胺氧化酶抑制剂同服。

- 用法：成人：通常每天2片，早晨及中午各一片；严重病例早晨剂量可加至2片。老年患者：早晨服1片即可。维持量：通常每天1片，早晨口服。对失眠或严重不安的病例，建议在急性期加服镇静剂。老人或此前未接受过精神科治疗的患者，有时半片也能达到效果。

（4）5-羟色胺受体拮抗和再摄取抑制剂（SARI）的代表药物曲唑酮，主要用于有轻中度抑郁或焦虑合并失眠的患者，该类药物可引起直立性低血压，建议夜间使用。

（5）5-HT和NE再摄取抑制剂（SNRIs）的代表药物文拉法辛、度洛西汀和去甲肾上腺素能和特异性5-HT受体拮抗剂（NaSSA）的代表药物米氮平：这两类药物抗焦虑抑郁效果较好，但SNRIs类药物有升高血压风险，NaSSA类药物有促进食欲、增加体重和糖代谢紊乱风险，临床使用时应密切监测。

5. 药物治疗的注意事项有哪些？

- 治疗目标要确切，如针对明显焦虑症状或抑郁症状。
- 全面考虑患者的症状谱特点（如是否伴有失眠）、年龄、躯体疾病状况、有无合并症、药物的耐受性等，尽量做到个体化用药；关注与心血管疾病药物之间的相互作用。
- 剂量逐步递增，采用最低有效量，使出现不良反应的可能性降到最低。与患者有效沟通治疗的方法、药物的性质、作用、可能的不良反应及对策，增加患者治疗的依从性。
- 新型抗抑郁药物一般治疗在2周左右开始起效，

治疗的有效率与用药持续时间存在函数关系，如果足量治疗 6～8 周无效，应重新评估病情（咨询精神科），若考虑换药，首先考虑换用作用机制不同的药物。

- 治疗持续时间一般在 3 个月以上，具体疗程目前缺乏研究证据，需根据具体病情决定后续康复措施和药物治疗角色。强调治疗时程要足够，减少复发。

- 加强随访，建议处方药物后 1～2 周电话随访一次，随访内容包括药物治疗效果、药物治疗副作用、是否停药、关注 QT 间期。

6. 如何识别和处理谵妄？

谵妄是综合医院中常见的一种脑器质性综合征，谵妄的发生是由于大脑皮质缺血缺氧所致，提示全身状态较差，预后不良，早期识别和治疗可显著降低死亡率。住院的老年心血管疾病患者、心脏监护室和开胸术后监护室患者容易发生谵妄。谵妄的常见临床表现为意识障碍、定向力障碍、认知功能下降、行为无章、没有目的和注意力不集中，常昼轻夜重。建议入住监护室老年患者使用谵妄筛查量表监测患者的谵妄发生风险。

谵妄的治疗与焦虑抑郁的治疗原则不同。首先，强调积极处理原发疾病，包括各种原因导致的缺血缺氧、心肺肝肾功能衰竭、电解质紊乱酸碱失衡、高热等；其次，强调让患者处于熟悉的环境和有亲人陪同，可很大程度上降低谵妄患者受伤和出现激越的风险；对于已经插管人工通气的患者，如出现躁动，咪达唑仑起效快、代谢快可供选择；对于没有进行人工通气的患者，出现躁动不是插管的指征。如没有人工通气指征，抗焦虑和适当约束患者是更好的选择，同时应注意抗焦虑药物的肌松作用。值得注意的是，苯二氮䓬类药物，可加重和延长意识障碍，应避免应用。

在药物选择上，氟哌啶醇是传统的经典药物，对激越有效，但对睡眠效果不大，缺点是可造成 QT 间期延长，对于有室性心律失常的患者，不建议应用。最近有个案报道和开放性研究提示，新型抗精神病药物，如奥氮平，在老年患者的谵妄处理中有一定优势。

精神科会诊医生的作用在于：利用自己的经验，帮助心内科医生一起寻找病因；对患者及家属进行安慰，对陪护人进行健康教育；提醒和协助处理谵妄患者相关的医疗决策等伦理和法律问题。

对于重症患者的谵妄，预防更重要。可改变的危险因素包括减少多药并用，少用芬太尼镇痛，早期纠正睡眠障碍，积极纠正全身缺血缺氧、酸碱失衡、电解质紊乱以及高热感染等。患者入 CCU 后，监测皮质醇水平、肌酐水平，有助于预测谵妄的出现。另外，已有医疗团队开发了脑血氧监测系统，经对症处理，减少术后谵妄的发生。

7. 如何识别和处理惊恐发作？

惊恐发作是急性焦虑发作，常常表现为突发心悸、胸闷、窒息、恐惧以及濒死感，伴有出汗、颤抖、无力、心率增快、血压升高等交感兴奋表现，强烈发作一般持续 10 ～ 20 min，可自行缓解。由于和心肌梗死的临床症状相似，常在急诊科或心脏科就医，容易被误诊为冠心病，因治疗无效，患者常反复就诊、住院和重复过度检查。

心血管疾病或其他躯体疾病（如低血糖、哮喘发作）可诱发惊恐发作，酒精、药物或毒品可以导致易感个体出现惊恐发作；也可为单纯惊恐发作，无法找到可以解释症状的病因或精神应激诱发因素。

处理原则：对惊恐发作的识别和处理应当前移到急救车或急诊阶段；鉴别诊断和对症处理同步进行；对症处理上，首选给予迅速起效、半衰期短的苯二氮䓬类药物，如咪达唑仑、阿普唑仑、劳拉西泮等，必要时静脉给药。注意患者原发疾病的影响，如对心肺功能差的患者应注意药物的呼吸抑制作用，于插管和通气支持条件下使用安全更有保障；对于无器质性疾病或酒药毒品线索的惊恐发作，对症处理后，应及时进行健康教育，告知患者发作的性质，告知应对方法（放松训练或使用苯二氮䓬类药物）；对于反复发作的患者，建议转诊精神科。

疾病缓解期需考虑长期治疗，偶尔发作时不需长期治疗，反复发作患者需考虑长期治疗，主要治疗药物包括抗焦虑药物和苯二氮䓬类药物。鉴于苯二氮䓬类药物长期治疗可能效果下降，间断用药不能防止复发，持续用药又容易产生依赖，建议选用有治疗适应证的抗焦虑药物。美国食品药品监督管理局（FDA）批准的治疗惊恐障碍的药物有：帕罗西汀、氟西汀、舍曲林、文拉法辛、艾司西酞普兰、阿普唑仑、氯硝西泮。临床实践中，医生可根据实际需要选择未在中国批准其适应证的抗抑郁药物，但需告知患者。

在治疗早期，建议合用具有抗焦虑作用的苯二氮䓬类药物 2～4 周，以避免出现 5- 羟色胺激动作用，如劳拉西泮（0.5～2.0 mg/d，分次服用），阿普唑仑（0.4～0.8 mg/d，分次服用）；另外，抗抑郁药物从小剂量开始应用，一般从半片开始（如帕罗西汀 10 mg qd，舍曲林 25 mg qd 等），根据患者的耐受性，逐渐增加到治疗的有效剂量。治疗遵循足量、足疗程原则，一般持续 12 周，控制症状；维持期治疗一般 1 年左右，根据患者的临床特点考虑逐渐减药，减药。同时强调，医生对患者的心理支持非常重要，让患者了解惊恐发作的特点，给予患者适当的安全保证，避免对患者使用悲观的语言介绍病情。